U0271666

家庭急救
与
心脑健康

任安静 主编

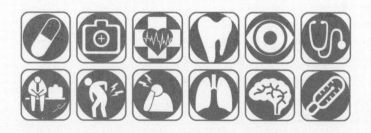

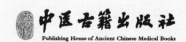
中医古籍出版社
Publishing House of Ancient Chinese Medical Books

图书在版编目（CIP）数据

家庭急救与心脑健康 / 任安静主编. — 北京：中
医古籍出版社，2021.12（2022.3重印）
ISBN 978-7-5152-2350-6

Ⅰ. ①家… Ⅱ. ①任… Ⅲ. ①心脏血管疾病－急救②
脑血管疾病－急救 Ⅳ. ①R540.597②R743.059.7

中国版本图书馆CIP数据核字(2021)第232281号

家庭急救与心脑健康

任安静　主编

策划编辑	李　淳
责任编辑	吴　迪
封面设计	李冰君
出版发行	中医古籍出版社
社　　址	北京市东城区东直门内南小街16号（100700）
电　　话	010-64089446（总编室）010-64002949（发行部）
网　　址	www.zhongyiguji.com.cn
印　　刷	北京市泰锐印刷有限责任公司
开　　本	710mm×1000mm　1/16
印　　张	11
字　　数	62千字
版　　次	2021年12月第1版　2022年3月第2次印刷
书　　号	ISBN 978-7-5152-2350-6
定　　价	38.00元

编委会

主编　任安静

编委　高　杰　徐　亮　牛志军　魏　华
　　　张常俊　谢世荣　刘起玉　果淑玲
　　　贺明俊　王秀英　张继峰　周喜荣
　　　郭玉春　姚　莹　周春梅　宋　烨
　　　高　峰　姜　蓉

作者简介

任安静

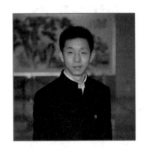

　　毕业于北京中医药大学，长期从事健康教育工作。全国卫生产业企业管理协会养生康复产业分会常务理事，中国中老年人养生康复工程万里行组委会副主任，国家公共营养师二级，中国营养学会会员，中国康复医学会会员，中国针灸学会会员。曾经参与编写《中老年家庭急救自助书》《家庭急救指南》，发表学术论文 10 余篇。

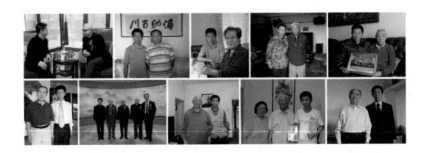

前 言

健康是幸福生活的根本，拥有健康才能拥有一切。然而，在日常生活中，一些意外伤害会与我们不期而遇，如摔倒骨折、烫伤、酒精中毒、外伤出血等，这些伤害会对我们的健康甚至生命造成威胁。多数情况下，我们只能期望医疗急救来应对此类问题。现代急救医学认为，抢救不仅是医疗系统的事，患者和家人也肩负着重要责任。如果能够掌握一些简单的急救知识，就能为自己和家人增加安全保障。

在众多意外伤害中，有一类突发疾病的发病率、致死率非常高，日益威胁着人们的生命健康，它就是心脑血管疾病，心脑血管疾病主要包括心肌梗死和脑卒中。

心肌梗死最严重的后果是心脏骤停猝死，现代社会很多猝死都与之有关。本书关于急救的知识，也重点聚焦于此，为大家详细介绍家庭急救当中的心肺复苏技巧。实际上，在突发心脏骤停时，如果身边的人能施以援手，第一时间开展心肺复苏，就能为专业急救人员赢得抢救时机，增加患者生存概率。因此，国际急救医学普遍重视并积极推广家庭心肺复苏的技能，这也是本书的急救知识重点。脑卒中也有很高的致残率和致死率，本书也介绍了相应的急救知识，需要大家了解并掌握，在危急时刻能挽救生命。

另外，面对心脑血管疾病引起的心肌梗死和脑卒中，不仅要掌握急救知识，更要懂得如何预防。本书在心脑健康部分，为大家详细介绍了心脑血管疾病的发病根源、病理基础，并为大家重点介绍了中医中药在心脑血管疾病方面的优势与经验，了解这些知识有助于我们每个人提高预防意识，增加预防的手段。

本书编写过程中，汇集了很多国内外的前沿医学理论，并结合长期的实践探索，历时六年以期尽善尽美。本书更得到了众多医学专家的指导，在此致谢！希望本书能成为您的健康小帮手，也期待您的宝贵意见！

全国卫生产业企业管理协会养生康复产业分会常务理事
中国中老年人养生康复工程万里行组委会副主任
任安静　二〇二〇年十一月

序

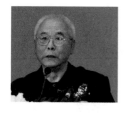

耿德章教授为本书作序

原卫生部副部长、原中央保健委员会副主任
曾担任刘少奇保健医

家庭急救的意义在于，当我们居家生活当中遇到一些突发事件或者意外状况时，如果能在急救车到达之前，对患者进行适当的处理，就能防止病情加重，并为专业急救人员赢得抢救时机。家庭急救是对医院急救的弥补，是急救医学的重要分支。在许多欧美发达国家，家庭急救教育都开展得非常好，甚至对家庭急救的一些重要内容，如心肺复苏技术，通过立法落实。

《家庭急救与心脑健康》科普书籍，用通俗易懂的语言，介绍了常用的许多急救知识，对每个人来说都非常重要。同时，本书还介绍了现代社会危害巨大的心脑血管疾病的保健知识，希望能为社会家庭急救知识的普及贡献力量。

耿德章

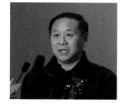

余联芳教授为本书作序

原武警总院保健办主任
曾负责刘伯承元帅保健工作

当前社会，心脑血管疾病全球肆虐，对人们造成的伤害和困扰也是在所有疾病当中最大的。想要远离心脑血管疾病的威胁，必须重视并学习家庭急救知识和心脑血管疾病防治知识。

《家庭急救与心脑健康》书籍不仅重点介绍了每个人都要掌握的心肺复苏抢救技术，还介绍了心脑血管疾病的防治办法。另外，本书还针对居家生活中经常遇到的一些突发病症，如腿抽筋、低血糖、烫伤等介绍了相应的急救方法，是一本不可多得的养生保健书籍。

余联芳

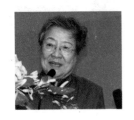

王连清教授为本书作序

中国中医科学院主任医师

曾任香港保健协会医学顾问及李嘉诚保健医

　　健康不仅是医院的责任，健康更是每个人自身最大的事情，失去了健康等于失去了一切，因此健康也是每个人最大的责任。

　　日常生活中的突发急症在所难免，然而现实中经常因为急救知识的匮乏导致各种悲剧的发生，《家庭急救与心脑健康》从关爱国民健康的角度出发，重点介绍了相关的急救知识，尤其是关于心脏及大脑的急救，并介绍了威胁人们健康的第一杀手心脑血管疾病的防治知识。本书科学易懂，图文并茂，是一本不可多得的健康小帮手，希望大家都能积极学习它，为我们的健康筑起一道长城。

王连清

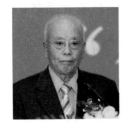

高存厚教授为本书作序

原武警总医院副院长

曾担任叶剑英、聂荣臻保健医

　　《家庭急救与心脑健康》是指导人们针对容易忽略的家庭突发意外病症，如何进行自我急救的一本科普书籍。本书所介绍的心脑血管疾病防治知识是非常有用、实用的科普知识。心脑血管疾病预防大于治疗，在我们周围经常会看到或听到因为心梗、脑梗造成的各种致残、致死事件。这些悲剧的发生，有很多都是因为没有预防保健意识造成的，是没有了解发病原因并掌握防治办法的结果。

　　知识就是力量，希望大家认真学习《家庭急救与心脑健康》书籍里面的内容并积极实践，将健康掌握在自己的手中！

高存厚

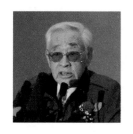

张愈主任为本书作序

原总后勤部卫生部专家组副组长
原海军卫生部副部长

急救医学是一门多专业的综合科学。也就是在短时间内，对威胁人类生命安全的意外伤害和疾病，所采取的一种紧急救护措施的科学。

目前医院的急救医学发展很好，但很多紧急病症都是因为在院外发生而来不及送到医院抢救，造成各种意外发生。家庭急救实际上是一种自我救护的一门科学，是对医院急救的有效弥补。《家庭急救与心脑健康》书籍是一本很好的科普读物，不仅介绍了许多急救知识，还介绍了高发病率、高致残率、高死亡率的心脑血管疾病防治知识，非常实用科学。

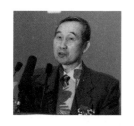

胡士良教授为本书作序

中国人民解放军总医院主任医师
原高干科主任

和医院的专业急救相比，家庭急救是一门特殊的学科，虽然非常简单，但是却很重要，掌握家庭急救知识，在关键时刻是关系到生死的大事。心脑血管疾病也一样，很多人因为不重视早期预防，结果发生心梗、脑梗等严重病症。

《家庭急救与心脑健康》科普书籍介绍了许多家庭急救知识，并且重点针对心脑血管疾病出现的心脏猝死、脑梗，并介绍了相应的急救方法及防治知识，是一本不可多得的实用书籍。希望有更多的人都能看到它！

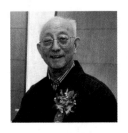

王敏清教授为本书作序

原中央保健委员会办公室主任
兼国家卫生部保健局局长

在当下社会，健康中国是发展的主旋律之一。想要保障健康，除了中央政府及各级医疗机构的不断改革之外。每个人自己也起到关键作用，很多紧急病症，必须要自己或身边的人掌握一些必要的急救知识，才能在第一时间为自己或家人赢得抢救时机。《家庭急救与心脑健康》科普书籍不仅介绍了很多实用的急救知识，同时还针对普遍高发、危害巨大的心脑血管疾病，教给大家科学的防治办法。希望大家改变观念，积极学习，让这本书成为我们健康的小帮手！

王敏清

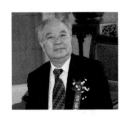

胡维勤教授为本书作序

原中央警卫局中南海门诊部主任医师
曾担任朱德保健医

当人们突发心梗、脑梗时，大多数人认为只要赶紧送到医院就算尽责任了，其实并不尽然。以心梗为例，心脏猝死在 5 分钟内是黄金抢救时间，超过 5 分钟到 10 分钟，抢救成功的可能性非常小。患者身边的人如果能在第一时间进行心肺复苏抢救的话，虽然因为缺乏相应的设备及专业技术未必能使病人醒过来，但是却能为 120 急救赢得抢救时机。同时，心脑血管疾病决不能等着出现心梗、脑梗，一定要早期积极预防，将疾病消灭在萌芽状态。

《家庭急救与心脑健康》正是集合了心肺复苏急救知识与防治心脑血管疾病知识的一本科普书籍，每个人都应该认真学习，为自己的健康加油！

胡维勤

目 录

·第一章

家庭急救的基本知识

·第二章

突发状况下的自救常识

·第三章

日常突发急症和状况的处理

·第四章

几种常见的基本急救技能

·第五章

常见心脑血管急症的应对方法

· 第六章

保护心脑健康还可以做什么

· 第七章

中医中药与心脑血管健康

·第八章

纳豆与心脑血管健康

·第一章

家庭急救的基本知识

　　学习家庭急救知识，掌握相应的急救技能，这是每个现代人的必修课。本章将为大家重点介绍一些基本的家庭急救知识，希望我们每个人都能真正了解，什么是家庭急救。

什么是家庭急救

当我们身边的人出现一些突发疾病或者遭遇意外伤害时，在患者被送入医院或急救中心前，或者专业急救人员到达之前，作为病患身边的人，我们利用有限的条件，在现场对病患立刻采取行之有效的临时救助措施，这就是我们所说的家庭急救。

广义上来讲，家庭急救不局限于家中，还包括我们经常活动的地点，如办公室、大街上等。本书涉及的急救知识，主要是针对各种常见的意外伤害，尤其是心梗、脑梗造成的心脑血管意外事件，我们所应该采取的急救措施。

在家庭急救当中，突发意外的"第一现场"，可能没有完善的医疗应急设备，也没有专业的急救医生。此时，家属或者身边的人能否对患者采取可行的急救措施，这非常重要。正确的家庭急救，不仅能减轻患者所受到的伤害，还可以尽量避免或减少死亡事件的发

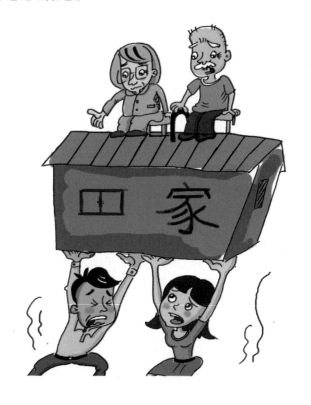

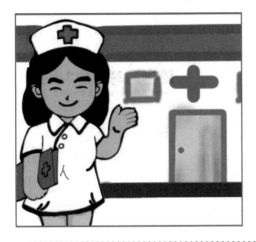

生,这就是家庭急救的意义所在。

实际上,在突发疾病时,尤其是像心脑血管病这样的意外事件,不少生命是可以被挽救的。

因此,家庭急救知识人人都要学习,这是利人利己、助人自助的善举。

中国心肌梗死死亡七成以上发生在院前

2015 年 6 月,《人民网》报道:据统计,中国心肌梗死造成的死亡案例中,有七成都是在医院以外发生的。

如果家属或者身边的人掌握相关的家庭急救知识,能在现场及时采取正确的急救措施,有不少人是可以避免死亡的。

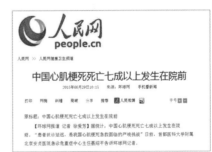

自救观念淡薄 社会悲剧频发

脑中风后 每分钟死亡数百万个神经元

据《扬子晚报》2010 年 7 月 1 日报道:脑中风后血管堵塞,可造成脑组织坏死,每分钟要丢失几百万个神经元,是致残率最高的疾病。

目前，医学界一致认为，突发脑梗时，第一时间采取溶栓治疗是首选。很多专家表示，如果能在 3 小时内溶栓通血管，很多患者可以不留下任何后遗症。因此，突发脑梗时尽早急救，会大大降低致残率。但是我国在黄金 3 小时内得到救治的患者不足 1%，大多数患者由于没有在第一时间送医院抢救，而致残甚至致死，这是急救知识与自救观念缺失的结果。

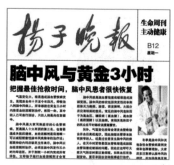

心源性猝死 4~6分钟内是抢救黄金时间

据《健康报》转载《南方日报》2013 年 9 月报道：目前在中国，每年心脏猝死超过 50 万例，大约每一分钟就有 1 人心源性猝死。由于人们普遍缺乏猝死的急救知识和基本技能，心源性猝死的抢救成功率极低，能够抢救过来的患者不足 1%，大多数人没等送到医院就已经死亡。

专家表示，尽管有接近 70% 的猝死是发生在家里，但家人的惊慌失措，往往导致了无法第一时间对患者实行心肺复苏，也没有在第一时间拨打急救电话。

因让座老人与年轻人争吵后气绝身亡

据《网易新闻》2014 年 9 月 10 日报道：郑州一老人在公交车

上，因让座与一年轻人争论后，猝死在车内。

据当事司机师傅讲述，当天下午行至桐柏路与建设路口时，车上的一位老人和一位20多岁的年轻人，因让座问题发生争执。司机听到争吵后，示意两人下车，至协作路口时两人不吵了，然后老人就倒下了。在抢救40分钟后，急救人员放弃抢救。急救人员介绍，老人猝死与心脑血管病突发有关。

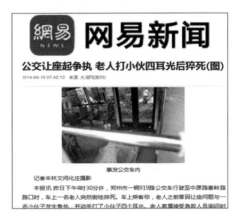

老人过马路突发心肌梗死抢救无效死亡

据《山东商报》报道：2017年4月4日上午9点左右，在济南市高新区，一位70岁老人在过马路时突发心肌梗死，经抢救无效后死亡。

有目击者称，事发后在救护车赶到之前，附近一家药店的大夫曾帮老人试了下脉搏，并没有人进一步的施救。医院的医护人员表示，老人是死于突发心梗。

中青年人群猝死高发

2018年1月11日，《杭州日报网易号》报道：住在杭州市都市水乡小区的29岁小伙子近日猝死在家中。

此前一周多时间内，杭州还有三起类似的猝死事件：1月2日，杭州滨江一位20岁大二男生，打羽毛球时突然倒地猝死。1月6日早上，杭州香积寺路公交三公司门口，一个男青年，在上班的途中突然倒地猝死。1月9日下午，杭州一男子在黄龙体育馆附近骑着车突然倒地，然后不省人事。

杭州日报 网易号

突发!杭州29岁帅小伙猝死卧室!姐姐说:弟弟不抽烟喝酒,身体很好

2018-01-11 · 杭州日报全媒体

分享到 　　　　　 80 跟帖

今天下午2点左右，市民周大伯报料：三墩都市水乡小区里一名20多岁的男子疑猝死家中。

租客：小伙子的生活方式很健康

记者核实，事发在都市水乡小区43幢1楼某住户家中，这是一套三室一厅的合租房，一名年轻小伙就倒在其中一间朝南的卧室里。

　　近年来，媒体经常会报道各种因意外猝死事件造成的社会悲剧，在我们周围，也有类似事件发生，令人闻之痛惜。而这些意外猝死事件大多数都和心梗有关，心梗猝死已经成为危害我们生命健康的头号杀手。并且，它不仅仅在中老年人群中发生，在中青年人群中发生心梗猝死的案例也日益增多。

　　造成心梗猝死事件高发的原因，主要有两方面：一是心脑血管疾病发病率越来越高，而且呈现年轻化趋势；二是我们的急救知识匮乏，自救观念淡薄。我们希望通过以上案例，能够唤起大家学习家庭急救知识的积极性。

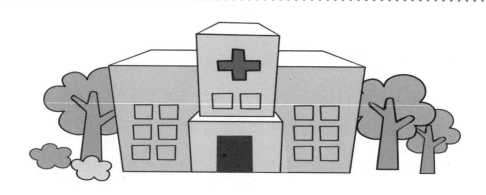

家庭急救的重要性

以往很多人认为急救是医生的事情，是急救中心的责任。我们普通人没有必要学习急救知识与技能，也不容易学会。这当然是错误的观念，学习急救知识是每个人的责任，而且急救知识并不难学。还有的人认为，急救是非常专业的技能，只有专业医生才能完成。如果这

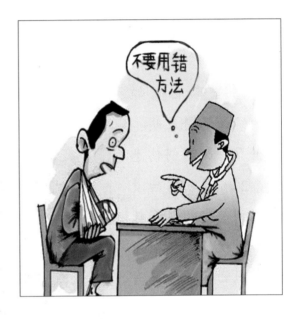

样认为的话，越是遇到危重的病情，越不敢擅自采取措施，只能等医生来，这也是错误的。

事实上，我们只要掌握一些简单的急救知识，就能在危急关头，为身边的人争取一线生机。也就是说，越是病情危重，越需要家人急救来施以援手。

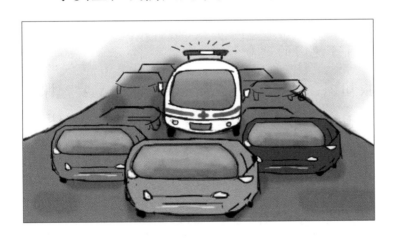

另外还有

一些人，因为缺乏急救知识，在患者发病时束手无策。进而不分青红皂白、手忙脚乱地将患者就近送往医院，这也是错误的做法。对于很多病情危重的意外伤害，擅自移动患者会使伤情加重，使危险提前发生。最好的办法是拨打急救电话，听从专业急救人员的指导。

据世界卫生组织的统计资料表明：全世界每年的创伤患者，20%因创伤后没有得到及时的现场救治而死亡。心肌梗死患者死亡病例中，有40%~60%在发病最初几小时内死亡，而

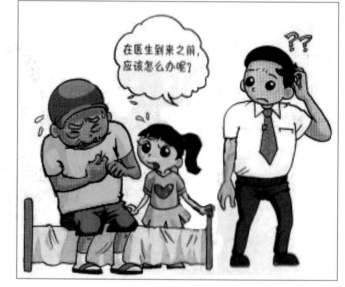

其中的70%是因来不及到医院就诊而死于家中或现场。在我国，据目前的死亡病例分析表明，有40%的冠心病患者死于发病后15分钟内，其死因大多是由于不能得到迅速及时的抢救，而并非是病情开始即已发展到不可挽回的致命程度。

因此，普及急救知识，已成为现代人健康生活的重要一课。我们每个人都应该学习在危难中怎样保护自己和身边的人。根据现代急救医学的观念，急救是每个人的一种基本生存能力，是人人都要具备的生活常识。就像我们都知道，手划破了要涂碘伏药水消毒一样。

•第二章

突发状况下的自救常识

常识是最有用的基础知识，就像我们都知道，看见红灯一定要停下来一样。

对大多数人来说，日常生活中的突发疾病或意外伤害总是难免的。如果没有一些基本的家庭急救常识，在对待意外伤害时采取了错误的处置措施，就有可能贻误病情。反之，如果在急救人员到来之前，能够及时、正确地施救，不仅能减轻伤害，为抢救赢得更多的时间，还能对患者后期的治疗起到非常积极的作用。接下来，本章将为大家介绍一些突发状况下的自救常识。

学会拨打120急救电话

说起如何拨打120急救电话，很多人觉得这太容易了，拿起电话打就行，实际上没那么简单。接下来，我们就说说如何正确拨打120急救电话。

一旦出现了意外情况，我们首先要保持镇静，打电话时不可犹豫，电话接通后，要讲清楚以下内容：

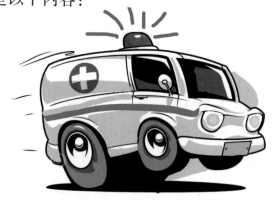

1. 患者所在的详细地址：如xx县（区）xx街xx小区x楼x单元x号，要尽可能精确。最好告诉对方小区入口附近的标志性建筑，如果能说清楚行车路线那是最好的。

2. 患者的病情：简要介绍患者的症状表现，以便医护人员尽早做好各种准备。

3. 可随时联系的电话：要把自己的电话号码告诉急救人员，并且电话不离手，以便随时保持联系。这样既方便接受急救人员的急救指导，也可以随时指导急救人员的行车路线。

同时，拨打 120 急救电话后应做好以下工作：

在照顾病患的同时，派人到楼下、街道旁边或三岔路口处等候救护车。如果只有一个人，要积极寻求亲友、邻居的帮助；

照顾病患的人要随时观察患者的呼吸、心跳，一旦发现呼吸、心跳停止，就要立即进行心肺复苏，直到救护人员赶到为止；

准备好患者去医院需要带的物品，商定好跟车人选，尽量准备好银行卡或一定数量的现金；

如在预计时间内救护车还没有到，有可能是堵车或找不到地点，应主动与急救人员联系；

注意避免病急乱投医，不能随意给患者服药、喂水，或者让患者吃东西，一旦患者出现异常反应，要第一时间与急救人员联系，寻求专业指导。

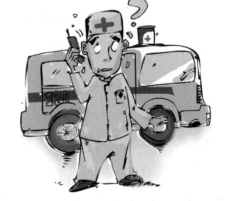

急救车到来前
我们能做的基础工作

很多人觉得自己没有专业的急救知识，就把所有希望寄托于急救人员。实际上，在很多城市和地区，由于交通状况和路程等原因，救护车到达现场需要不少时间。所以，在救护车到达前这段时间，我们除了等待之外，还可以做一些基础工作。

1 如果患者处于危险的环境中，要立即将患者移到安全、易于救护的地方。比如，煤气中毒的人，要移到通风良好的地方。

2 初步检查患者的神志、呼吸、血压、脉搏等生命体征，并随时观察它们的变化。

3 有些突发疾病，要保持患者的正确体位。比如，昏迷且发生呕吐的患者，要使其头侧向一边，并将呕吐物和分泌物掏出来；骨折的患者，尽量保持原有体位，切勿随便搬动患者，以免加重病情。

4 及时吸氧。很多紧急病症发生时，比如心脏病、脑中风、哮喘等，吸氧都是非常有用的帮助。患者身边如果备有氧气袋或氧气瓶，可以及时给患者吸氧。

5 清理楼道、走廊，移除影响搬运患者的杂物，方便急救人员和担架快速通行。

6 救护车到达后，应向急救人员讲述患者的病情、伤情以及发展过程，并向急救人员报告已经采取的措施，以保证急救的连续性和完整性。

配备"家庭急救箱"

家庭急救箱在国外非常流行，但是在我国，普及率不太理想。家庭急救箱是家庭急救的"法宝"，可以让我们在突发意外时，方便快捷地获得一些简单实用的工具和药品。因此，我们每个家庭都应该配备家庭急救箱（包括办公室）。那么家庭急救箱中，应该备有哪些物品呢？

美国红十字会列出了家庭急救箱中，最应该配备的 10 样急救物品，用于应对日常意外。包括：急救手册、创可贴、无菌纱布、医用胶带、一次性手套、镊子、消毒纸巾、体温计、抗生素药膏、镇痛药。

下面，我们来介绍这些物品分别在什么情况下使用，以及使用时要注意些什么。

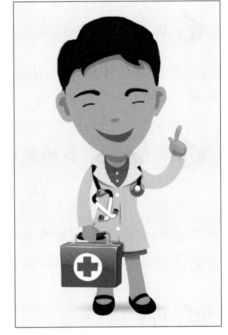

急救手册：

急救手册会介绍常见突发疾病的急救措施，包括摔倒、扭伤、烧伤、烫伤，以及脑梗、心梗等。急救手册会使我们在意外发生时，可以有章法地采取措施帮助病患（本书即可当作家庭急救手册使用）。

创可贴：

用于小伤口的包扎，非常简单、方便、快捷。

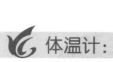

消毒纸巾：

用于清洁皮肤并抗菌消毒，撕开包装直接涂擦皮肤即可。

体温计：

用于测量体温。人体腋下正常体温为 36℃~37℃，将水银柱甩到 35℃以下，在腋下夹 5~10 分钟，就能得到体温的数值。

无菌纱布、医用胶带、镊子、一次性手套：

这几种物品是在发生较严重外伤时要使用的。无菌纱布用于伤口隔离及止血包扎，需要医用胶带固定。镊子用于夹取酒精棉球等医用品，一次性手套可以避免我们的手直接接触伤口，防止感染。

抗生素药膏：

主要起到抗菌作用，以防止皮肤因感染细菌而发炎。比较常见的有莫匹罗星、达维邦、金霉素软膏、红霉素软膏等。在膝盖、肘关节出现擦伤等情况时，或者不太严重的烧烫伤时，可以涂抹在患处以保护皮肤。

镇痛药：

主要用于缓解轻、中度疼痛，比如头痛、关节痛、偏头痛、牙痛、肌肉痛、神经痛等，常见的镇痛药有阿司匹林、布洛芬等。

需要提醒大家，上述急救箱配备的仅仅是一些常用急救物品。每个家庭还需要根据成员的具体情况，补充自己的急救箱。比如，高血压患者需要血压计，糖尿病患者需要血糖仪，冠心病患者需要速效救心丸或硝酸甘油等，以便更适合自己家庭的急救。

另外，家庭急救箱里的药物，每3～6个月检查一次，如果有过期或损坏的物品，要及时更换。

危险状况下
必须掌握的急救原则

在生活中，一旦出现突发意外或者疾病，且情况危重时，采取家庭急救的目的在于：保持患者的状况，避免其发生恶化，并尽可能让状况有所改善。然而实际当中，患者本人或者身边的人往往因为惊慌失措，从而采取一些不正确的做法，使情况恶化。因此，当病人出现危急状况时，一定要坚持以下三条原则。

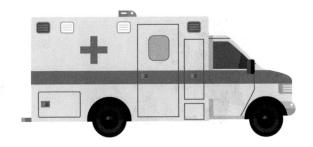

保持镇静

这一点对患者和身边的人都极其重要，因为如果有人慌乱，会影响其他人做出正确的判断。

言语谨慎

任何情况下都不要随意发表判断病情的言论，因为任何言论都会使患者及周围的人感到不安。

果断行动

遇到危险状况时，首先拨打120，在拨打电话后，如果知道急救的方法，不能犹豫拖延，必须果断采取行动。

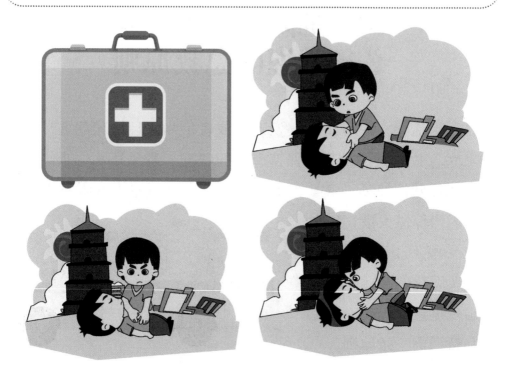

家庭急救的常见
～错误做法～

乱用止痛药

止痛药不能乱用，要视情况而定。比如急性腹痛时，如果随便使用止痛药，虽然能有一定的效果，但容易掩盖症状，给医生诊断带来困难。

忽视破伤风

被锈钉等物刺伤，仅用药水、软膏等药物涂抹伤口，或者只吃点抗生素了事，都是错误的做法。这样容易感染破伤风，严重时甚至危及生命。最好的办法是尽快给伤口进行充分的清洁消毒，及时到附近医院注射破伤风抗毒素。

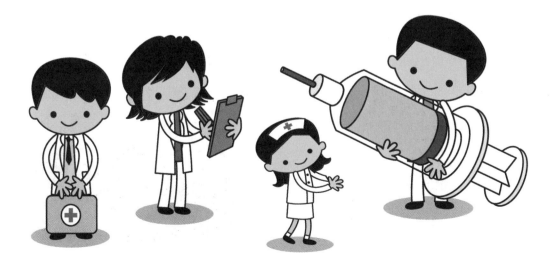

随意搬动患者

急救时，在不了解情况时，最忌随意搬动患者。比如，遇到因车祸或摔伤等造成骨折的患者，或者脑出血患者，有的好心人生拉硬拽地搬动病人，这样很容易加重骨折或者出血症状，对病人造成更大伤害。因此，急救时切忌随意搬动患者。

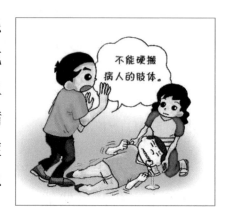

送医舍近求远

急救必须争分夺秒，时间是非常重要的因素。急救时，如果需要送患者去医院，一定要就近选择。有的人只顾去名气大的医院，这样很容易延误抢救时间，应将病人送到最近的医院，救治缓解后，再确定是否转院治疗。

流鼻血时仰头

流鼻血时如果头向后仰，血液就可能呛入气管而咳嗽不止，严重时会导致呕吐。正确的方法是保持头部正常位置，身体前倾，用手捏住鼻子，张开嘴呼吸并慢慢放松，持续10～15分钟。同时，还可以冷敷脸部和鼻子，如仍然无法止血，必须立即就医。

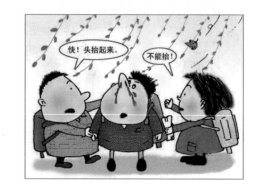

心源性哮喘病人平卧

心源性哮喘病人在病情发作时，一定注意不能平卧。因为平卧会增加肺淤血及心脏负担，使气喘加重，危及生命。这时，应立即采取半卧位，并且尽量使双腿下垂。

让昏迷者仰卧

昏迷的人最忌仰卧，应该让病人侧卧，防止分泌物、呕吐物被吸入呼吸道引起窒息。

发现有人晕倒怎么办

发现有人晕倒在地，首先应该判断病人有没有意识。这时我们可以轻拍病人的肩膀（不要随便摇晃），然后大声喊病人的名字。如果不认识，也可以大声喊："喂！喂！"

如果病人呼之不应，要进一步检查病人的呼吸和心跳，如果病人呼吸和心跳都停止了，要第一时间采取心肺复苏（后面会详述）。

如果病人呼之不应，但是有呼吸和心跳，可以观察病人的

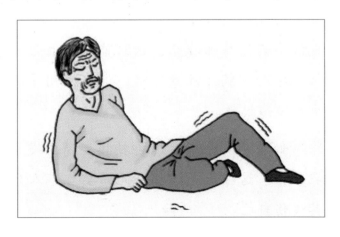

瞳孔大小，如果两边瞳孔大小不同，很有可能是脑中风发作，并且病情非常严重，此时，需要立刻拨打120或者送医院。请注意，搬动病人时，一定要查看病人有没有外伤，有没有骨折，以免因为随意搬动而使病情加重。

如果病人是因为突然出现心慌、多汗而昏倒，大多数情况下是低血糖引起的。此时，病人除面色苍白和多汗外，呼吸、心跳、瞳孔都正常。如果是低血糖引起的晕倒，可以迅速给病人喂一些白糖水或者蜂蜜水。病人清醒后，再吃些食物就可以迅速恢复，无须其他治疗（后面会详述）。

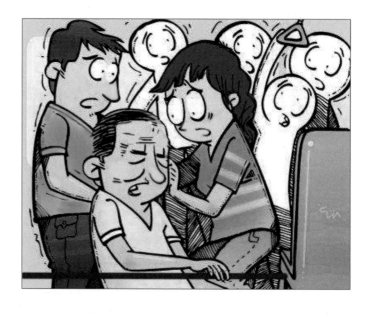

如果病人久坐后突然站起来时昏倒，或者早上起床时突然昏倒，也没有其他特殊症状，这可能是直立性低血压引起的。此时，应该让病人平躺，注意保暖，还可以用手指按压人中穴，病人一般会很快醒过来。

如果病人昏倒后手脚抽搐，嘴里发出哼声，且口吐白沫，瞳孔正常。这可能是癫痫，此时要在病人牙齿之间垫上毛巾，防止其咬伤自己。

·第三章

日常突发急症和状况的处理

　　提到急救，人们通常会想到直接威胁生命安全的重大意外伤害。其实急救的范围很广，生活中出现的摔跤、骨折、中暑等突发状况，也属于家庭急救的范畴。对于这些常见意外，很多人缺乏科学的急救知识，对这些简单的突发状况如果处理不当，会造成严重的后果。本章将为大家介绍，如何处置这些日常生活中突发的急症和状况。

不小心中暑怎么办

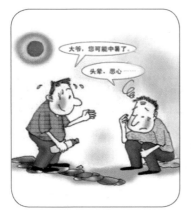

中暑，民间也叫"发痧"，是指由于高温或剧烈运动，导致人的体温调节功能紊乱，电解质丢失过多而发生的综合征。尤其在夏天，人体汗液排泄量增多，体内水分、盐和维生素消耗很快，如果不能及时补充，就会造成体内电解质紊乱，发生中暑。

小知识

什么是电解质紊乱？

人体的血浆、细胞内液、组织间液中含有钠、钾、钙、镁、氯等离子，这就是电解质。如果这些离子增多或减少，就会影响细胞功能，造成一系列病症，统称为电解质紊乱。大量运动后喝一些淡盐水，也是为了补充随汗液流失的钠离子等。

中暑的一般症状

表现为：疲乏、头晕、口渴、心悸、恶心、呕吐、腹泻、少尿、注意力不集中、动作不协调等症状。

❧ 中暑不是小事情

大多数人对中暑的认识很模糊，对中暑的后果也不了解。实际上，中暑的后果非常严重。根据最新的权威研究资料[1]，中暑可分为三个阶段。

第一阶段：轻度中暑

轻度中暑也叫先兆中暑，病人的主要表现就是前面我们所说的中暑一般症状，此时病人的体温正常，或者轻微升高，但体温升高不超过38℃。对于这种轻度中暑，只要遵照我们为大家介绍的急救措施来做，一般病人在几个小时后就可以恢复正常。

第二阶段：中度中暑

在这个阶段，病人除了有中暑一般症状外，还会突出表现为皮肤湿冷、面色苍白、心率明显加快、血压下降等，这是血容量降低造成的。有时病人还会出现短暂的晕厥，也就是昏过去几分钟。此时，病人的体温一般在38～40℃。对于中度中暑，除了要进行现场急救外，还要送医院或者拨打120急救电话。

第三阶段：重度中暑

重度中暑在医学上有一个名字叫热射病，这个阶段，病人的体温会超过40℃，病人的症状集中表现为昏迷、全身抽搐、胡言乱语等，这是中枢神经系统受损的结果。除了神经系统受损外，身体的很多器官也会受到损伤。

请大家注意，重度的中暑可能致命，除了现场进行急救外，要在最短的时间呼叫急救车，送到三级以上医院的ICU重症监护室治疗。

🔥 中暑急救

中暑发生后，现场人员应迅速采取急救措施。首先，帮助病人迅速脱离高热环境，移至通风好的阴凉地方，并解开病人衣扣让其平卧，同时垫高头部。

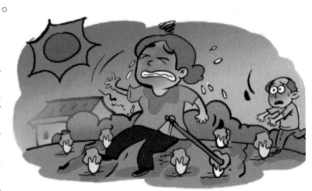

对轻度中暑的病人，迅速采取相应的降温措施，比如，用冷毛巾敷其额部或用冷水擦身。如条件允许，可用冰袋敷其头部，或用冰袋敷病人的腋窝、大腿根部等处。在降温的同时，还要及时给病人补充水分，可以喝一些淡盐水、果汁或矿物质饮料等。

对于中度中暑甚至重度昏迷的患者，应迅速将其移至环境凉爽的地点，解开衣扣和裤带，用冷水或酒精擦身，同时可用风扇给患者扇风，还可以按摩患者四肢，防止周围血液循环停滞，也可以按压人中穴，并呼叫 120 急救电话或者送往医院。

🔥 中暑不可随便用藿香正气水

每年夏天，很多人都会给家里备一些藿香正气水，据说可以预防和治疗中暑。在这里我们特别强调，中暑不能随便用藿香正气水。

2019 年 05 月 16 日《央广网》报道：

从中医学角度，中暑分为阳暑和阴暑。阳暑是指经过太阳高温暴晒导致的中暑；阴暑是夏日乘凉或饮冷后出现的胸闷、头晕、恶心呕吐等症状，我们通常也把这种情况叫中暑。藿香正气类药物属于温热类药物，对于阴暑有作用，但是如果是阳暑的话，盲目服用藿香正气水反而会使病情加重。

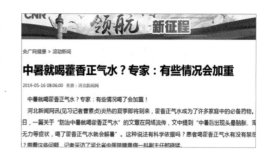

我们前面所介绍的中暑，是现代医学的中暑概念，是由于高热环境或剧烈运动引起的，这种情况的中暑当然不能用藿香正气水，否则会加重病情。

小知识

中暑急救小技巧

穴位按摩：轻度中暑，可取足三里、大椎、曲池、合谷等穴，以单手拇指或者双手拇指由轻到重按压和点揉，反复进行3~5分钟，以穴位有酸、麻、胀感为度。

药物疗法：含服清凉含片，或者用清凉油、风油精涂抹太阳穴，对于中暑患者有清凉散热的作用。

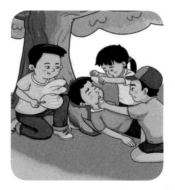

[1]参考资料：《解放军医学》杂志2019年7月刊中，解放军总医院第一医学中心重症医学科宋青等教授关于《中暑的定义与分级诊断》研究。

低血糖患者的急救方法

低血糖是由于多种原因导致的血糖过低，它会引起一系列病症，包括脑功能障碍等。一般糖尿病人容易发生低血糖，如果家中有糖尿病患者，应在家庭急救箱中备上糖块或者葡萄糖粉。

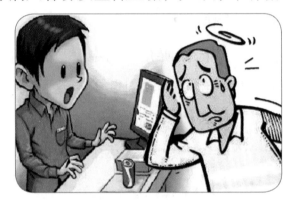

一旦出现低血糖，要迅速让患者平躺休息，以免跌倒，并判断患者有没有意识。如果患者出现意识模糊的情况，要立刻拨打"120"。低血糖昏迷如果得不到及时的救治，会给脑组织造成不可逆转的伤害，在恢复后可能遗留各种脑病后遗症。

如果患者症状轻微，要尽快给患者喝一些温糖水。如果短时间内患者症状没有缓解，还应该喂其一些饼干和牛奶。

应该注意的是，服用 α - 葡萄糖苷酶抑制剂（拜糖平、卡博平、倍欣、奥恬苹等）的患者在发生低血糖时，不能食用蔗糖或者饼干来抢救，为什么呢？

因为这类降糖药主要机理是，抑制淀粉和蔗糖在肠道分解为葡萄糖的过程，从而起到降低血糖的作用。所以，服用这类药物的患者发生低血糖时，喝糖水和饼干不能快速使血糖回升。这时，要直接使用葡萄糖，比如用葡萄糖粉冲水喝，在医院一般会给病人静脉注射葡萄糖。

如何识别低血糖

患者如果出现心慌、头晕、乏力、恶心、饥饿感、面色苍白、全身出汗、四肢冰冷等症状，就要留意是不是有低血糖发生了，此时应及时采取措施。低血糖如果持续发展，有可能出现抽搐、昏迷等危险病征，威胁生命安全。

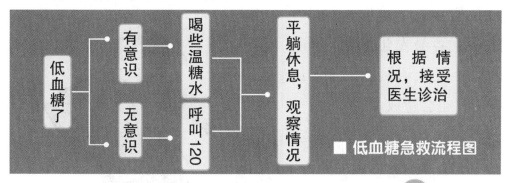

低血糖了 — 有意识 → 喝些温糖水 — 平躺休息，观察情况 → 根据情况，接受医生诊治

低血糖了 — 无意识 → 呼叫120

■ 低血糖急救流程图

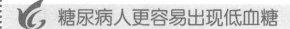

小知识

糖尿病人更容易出现低血糖

许多人肯定会有疑问，糖尿病患者应该是高血糖，为什么会出现低血糖呢？主要是由于糖尿病人的血糖的调节能力下降导致的。

一般人大量饮食后，血糖也不会升得太高；半天不吃饭，血糖也不会降得太低，这是因为人体内有完整的血糖调节机制，能够让我们的血糖保持相对稳定。而糖尿病患者随着病程的延长，对血糖的调节能力越来越差，所以在一些诱发因素下，会出现低血糖。

低血糖的诱发因素包括：饮食不规律、运动过度、药物过量、大量饮酒等。

骨折的急救措施

骨折的发病群体以中老年人为主，随着年龄增长，骨骼会慢慢老化，医学上称为骨质退行性病变。骨质退行性病变主要表现为骨质疏松，这时，稍不注意就容易发生骨折。另外，年轻人遇到严重的伤害时，也会造成骨折。

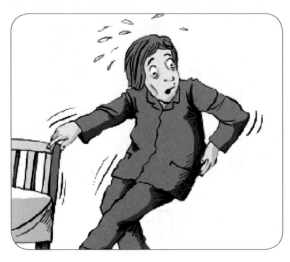

当我们遇到骨折患者时，不要随便搬动患者，也不要随意晃动其受伤部位。可检查患者受伤处，看有没有出血，如果有外伤出血，需要及时止血，并拨打120急救电话。在等待救护车到来期间，要注意患者的保暖。

另外，患者如果是脖子或腰部骨折，可以让患者仰卧在平坦、较硬的板状物体上，尽量保持受伤部位稳定，不让受伤部位伤情加重。特别是脊椎和骨盆等地方的骨折，即使是不活动也可能出现恶化，所以，要尽可能保持平躺，并立即叫救护车。

如何识别骨折

骨折时，受伤部位有变形、肿胀、皮肤变色等症状。骨折几分钟内，由于大脑分泌的内啡肽起到的麻醉作用，受伤部位不会感到特别疼痛。但是几分钟后，麻醉作用消失，就会有剧烈的疼痛感，甚至稍微碰一下都会感到剧痛，这是骨折的标志性症状。

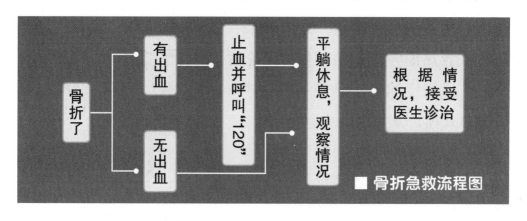

■ 骨折急救流程图

烫伤的应急措施

烫伤是日常生活中常见的病症，一般分为高热烫伤和低热烫伤。

请大家注意，高热烫伤和低热烫伤是指引起烫伤的外部因素差别，而不是指烫伤的严重程度。高热烫伤如果时间短，伤势不会太严重。相反，低热烫伤如果时间长，也会造成严重后果。

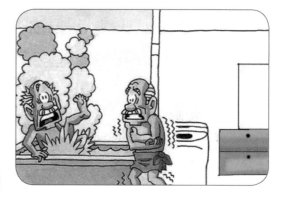

另外还有一点需要注意，烫伤程度越浅疼痛越明显，烫伤程度越深，疼痛越不明显。这与神经是否损伤有关，如果烫伤程度浅，神经没有遭到损伤，就会感觉很疼，但是后果不严重；如果烫伤程度深，神经遭受损伤，疼痛感觉反而不明显，但是后果严重。

高热烫伤

高热烫伤一般是指，因为开水、蒸汽或者热油等造成的烫伤。无论烫伤的严重程度如何，都需要第一时间做紧急处理，分为以下几个步骤。

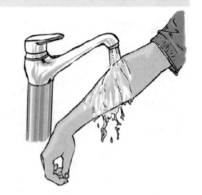

1. 用自来水冲洗伤口

无论是开水烫伤还是蒸汽烫伤，首先应该迅速降低烫伤处的皮肤温度，减少烫伤处的进一步损伤。此时，如果伤口没有破开，用自来水冲洗是最方便快捷的办法。而且，用自来水冲洗还能减轻疼痛。如果伤口处已经破开，就不能用水冲洗，以免感染。

2. 不要急切地脱掉衣物

如果烫伤严重，且烫伤处有衣物覆盖时，不要着急脱掉衣物，以免撕裂烫伤后的水泡，可先行用水冲洗降温，再小心地去除衣物。

3. 正确处理水泡

如果烫伤处有水泡，尽量不要弄破，以免留下疤痕。但有时水泡较大，或处在关节等较易破损处，则需用消毒针扎破，并用消毒棉签擦干水泡周围流出的液体。

4. 用纱布进行包扎

如果烫伤不太严重，可先在烫伤处涂上一些烫伤药膏，然后用干净纱布包扎。如果没有药膏，也可以用植物油代替。两天后解开纱布，查看创处，如果出现好转，应继续涂些烫伤药膏。一般的烫伤两周内即可愈合，但如果发现伤口处感染，应立即找医生处理。

5. 严重烫伤时应迅速送医

如果烫伤过于严重、面积非常大时，应先用干净纱布覆盖，然后迅速送往医院就医，不可在创面上涂抹任何药物。

低热烫伤

低热烫伤常见于中老年人，随着年龄的增长，人们的皮肤感觉神经也逐渐迟钝，对温度不敏感。如果皮肤长时间接触高于体温的低热物，就会造成烫伤。科学研究发现，接触70℃的物体持续1分钟，皮肤就有可能会被烫伤；而当皮肤接触60℃的物体持续5分钟时，也有可能造成烫伤，这种烫伤就叫作低热烫伤。

低热烫伤和高热引起的烫伤不同，低热烫伤时，烫伤部位的疼痛感不明显，仅在皮肤上出现红肿、水泡、脱皮或者发白的现象。

低热烫伤也要积极处理，比如及时用自来水冲洗、涂抹药膏等。低热烫伤虽然疼痛不明显，但是如果皮肤接触热源时间过长，同样会造成严重伤害。如果处理不当，甚至会发生溃烂，长时间无法愈合。

烫伤急救注意事项：

不要使用冰块冷敷创口处，也不要用过凉（低于5℃）的水冲洗，以免温度过低，使已经破损的皮肤伤口恶化。

不要涂抹牙膏、酱油等，以免加重感染并影响医生的诊断。

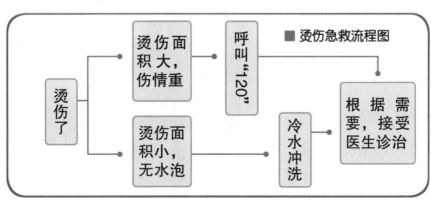

■ 烫伤急救流程图

误服药物中毒怎么办

2014 年 8 月 27 日《钱江晚报》报道：

8 月 26 日上午，杭州市中医院急诊室冲进来一位满头大汗、神情焦虑的患者郭女士。

她说自己上周旅游回来后，小腿非常酸痛，就去家附近的一家医院配药。医生给开了两种药，一种是口服的片剂，一种是小瓶装的药水。回到家里，她就把这两种药都吃了。可是等药水一

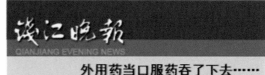

外用药当口服药吞了下去……

本报讯 "救命啊，医生！刚刚我把外用药当口服的喝了，会不会中毒点多，杭州市中医院急诊室冲进来一位满头大汗、神情焦虑的阿姨。

阿姨姓郭，今年50岁，家住城西。上周郭阿姨旅游回来后，小腿非常醒来后，还走路都有点困难。前天一大早，她就去家附近的一家医院配两个药，一个是口服的片剂，一个是小瓶装的。回到家里，她就把这两种药水一过喉咙，郭阿姨就发现不对劲了，"活了这么大还没有喝过如此难喝的药，而且还感觉烧心，喉咙口火辣辣的痛。"

过喉咙，她就发现不对劲了，"活了这么大还没有喝过如此难喝的药，而且还感觉烧心，喉咙口火辣辣的痛。"等她拿起药瓶才发现，这个药不是口服的，是外涂的擦剂。

药物能治病，但是误服药物也能致病。误服药物主要有三种情况，第一种是服用了不该用的药物，比如，很多外用药都有毒副作用，如果把外用药当成口服药服用，就可能发

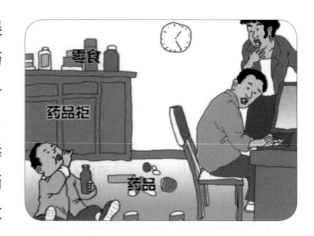

生中毒。第二种是过量服用
药物，比如镇静催眠药、降
压药等。第三种是儿童误服
药物，儿童因为好奇心强经
常会误用成年人的药物，造成
严重伤害。

误服药物时若处理不当，
不仅会造成痛苦，还会留下
后遗症，甚至危及生命。

如果身边有人误服药物，
首先根据中毒反应情况，以及中毒者周围留下的药瓶、剩余药物等，
尽可能弄清误服了什么药物，对患者不要恐吓打骂，要仔细询问。

误服药物时，如果药物比较平和，比如滋补药、维生素等，
一般不会有什么大反应，也无须特殊处理。如果药性猛烈、毒性
较强，则可能出现昏迷、抽搐等中毒反应。比如，对胃肠道有刺
激性的药物可引起腹痛、呕吐，具有腐蚀性的药物可引起胃穿孔，
过量服用砷、苯、巴比妥或冬眠灵等药物可导致中毒性肝炎，过
量服用磺胺药可出现肾损害等。

发现有人误服药物且病情严重时，要在最短的时间内采取应
急措施，千万不要坐等救护车到来。如果患者需要立即送医院，
那在送医院的途中，也要尽可能采取一些急救措施，绝对不能耽误，
耽误一分钟就会增加一分损害。

现场急救方法

不管什么药物中毒，抢救的原则都是尽快去除药物和阻止吸收。具体办法有催吐、洗胃、导泻、解毒，对我们大多数普通人来说，其实只要做好前两条，就能在很大程度上帮助患者。

1. 催吐 可用筷子、勺子等物刺激患者咽喉部，使其呕吐。

2. 洗胃 一般在催吐后，让患者喝温水 500mL，然后再用催吐方法让胃内容物吐出，反复进行，如果患者需要送医院抢救，在护送的途中，也可以进行催吐和洗胃。

注意：若中毒者已经昏迷，此时就不要用催吐和洗胃的方法了，应该让患者侧卧，这是为了防止呕吐物和分泌物误入气管而造成窒息。

酒精中毒的处理方法

酒精中毒是医学上的专业名词，通俗讲就是喝醉酒了。酒精进入血液循环系统后，主要损害人体中枢神经系统，使神经系统功能紊乱，严重酒精中毒可导致死亡。

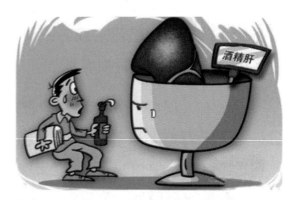

酒精中毒有急性与慢性之分，急性酒精中毒就是我们前面所讲的喝醉酒了。慢性酒精中毒是指，由于长期过量饮酒导致的中枢神经系统病变，表现为嗜酒如命，停止饮酒后会感到心中难受、坐立不安，或者出现肢体震颤、恶

心、呕吐、出汗等症状，恢复饮酒则这类症状迅速消失。慢性酒精中毒者，身体器官会受到损害，以心、肝、神经系统最为明显，最常见的是肝硬化和癫痫性发作。

慢性酒精中毒患者一定要戒酒，这里不多谈了。

我们主要来了解急性酒精中毒的相关知识。在生活中，急性酒精中毒（醉酒）屡见不鲜。虽然这类酒精中毒事件，90%是发生在中青年男性中，但是老年群体也不可忽视，因为老年人酒精中毒后，其危险性比年轻人要大很多。

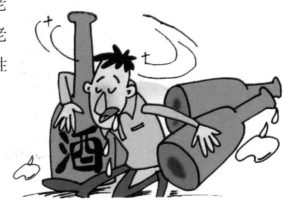

一般发生急性酒精中毒，主要是由于不加节制地饮酒、相互劝酒，从而引发酒精中毒事件。发生酒精中毒时，患者会出现恶心、呕吐、话多且言语不清、动作笨拙等症状，除此之外还会有面色苍白、口唇微紫、体温下降等表现。

在这里有一点要提醒大家，不要根据病人喝酒的量来判断病情。有些人的体质对酒精非常敏感，即使少量饮酒也会造成严重伤害，请大家警惕。

发生急性酒精中毒时，一定要第一时间积极采取措施，不能因为病人暂时没事，就任其发展。酒精对我们神经系统的伤害是渐进性的，因此，醉酒后越早采取急救措施，对患者越有利。

醉酒后急救要领

醉酒后大致可分为两种情况，一种是患者还有主观意识，能简单交流，只是言语错乱，动作笨拙；另一种是神志昏迷，没有任何意识，这两种情况要采取不同的应对措施。

1.患者有主观意识

让醉酒者侧躺，保持安静，醉酒的人容易受凉，要注意保暖。

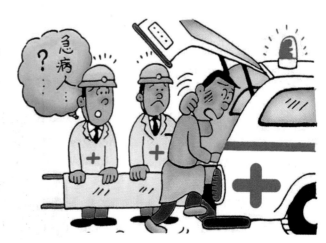

中青年人群可以采取催吐的方式，以减少身体对酒精的吸收。

可适当吃一些有解酒作用的水果，如梨、橘子、西瓜等。

可以给醉酒者喝一些矿物质饮料或者淡盐水，但不要喝浓茶和醋。

随时观察醉酒者状况，如果发现神志逐渐昏迷，要立刻拨打120急救电话。

2.患者神志昏迷

让醉酒者侧卧位，以防因呕吐造成窒息死亡。

禁止催吐，以免造成窒息死亡。

注意保暖，不要离开醉酒者身边，并及时拨打120急救电话。

喝酒猝死，同桌未劝阻被判赔偿

2014 年 9 月 15 日，广西某大学工商管理硕士专业班的丁某，与陈某等 4 名同窗相约，到西乡塘区秀灵路一家美食店聚餐。席间，5 个人喝掉 23 瓶冰镇啤酒，以及一瓶高度白酒。丁某因为喝多了趴在桌上睡觉，睡醒后丁某突然站起身离席，但很快倒地不起，后抢救无效死亡。

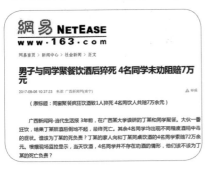

丁某的家属认为，正是 4 名同饮人无节制地相互劝酒，才造成丁某的猝死；同时，美食店在丁某无节制饮酒并且已经出现不适状况的情形下，非但没有制止和警示防止危害发生，还放任顾客大量饮酒，也是造成丁某猝死的原因。

最终结果，根据现场的监控视频反映，综合考虑双方的过错程度等因素，法院确定李某、耿某、陈某、姜某应对丁某的死亡损失承担 10% 的赔偿责任，共需赔偿丁某家属 7.4 万余元。

急性腹泻

急性腹泻是指每天排便达 5～10 次（甚至更多），排便量多且稀薄，并且常常伴有发热、恶心、呕吐、肚子响、肚子疼、肛门有坠胀感等。急性腹泻的主要原因是急性感染或者食物中毒，导致肠黏膜的分泌旺盛，且肠黏膜吸收水分和营养物质出现障碍，还有肠蠕动过快等。

急性腹泻在人群中发生的概率很高，发生急性腹泻以后，患者体内的水分和钠、钾等电解质大量丢失，可能出现脱水、低血钾、低血钠等问题。严重的急性腹泻，还可导致血容量减少而出现休克、急性肾功能衰竭，甚至病人还会发生昏迷。因此，遇到急性腹泻的病人，一定要积极应对、慎重处理。

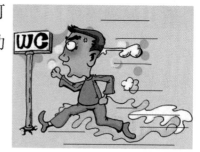

急救与护理要点

1. 休息，急性腹泻的人不能硬撑着工作，充分休息很重要。

2. 急性腹泻的人由于胃肠功能紊乱，消化能力下降，所以不要吃油腻的、难消化的食物，可以吃一些稀粥、细面条等。

3. 急性腹泻者如果出现频繁呕吐，应该暂时停止饮食，若呕吐呈加重趋势，要立刻送医院治疗。

4. 如果腹泻者伴有脓血便或米泔样大便，应将患者用过的餐具煮沸消毒。

小知识

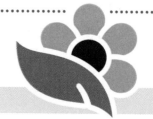

老年人腹泻警惕心梗和脑梗

2018年6月，一篇文章《从腹泻到死亡，不过12小时的距离》在网络上被大量转载，就连人民日报百家号都转载了这篇文章，这是一位急诊医生讲述的一场临床悲剧。

文章中写到，一位65岁的男性因为吃了过期的绿豆糕，腹痛和腹泻严重而挂了急诊。患者和家属认为不是大问题，不愿意配合各项检查，只让医生给输液。但没想到的是，第一个心电图检查刚做完不到4分钟，患者突然出现了心脏危症。尽管医生全力抢救，但仍没能挽回患者的生命。医生推测，患者死亡原因可能是多次腹泻诱发了心脏猝死。此时，距离患者第一次腹痛腹泻才 12 个小时。

人民日报
PEOPLE'S DAILY
从腹泻到死亡不到12小时！夏意，血淋淋的教训
人民日报

夏天，谁还不拉肚子？

由糖，夏天拉肚子承正常，也很常见。

太可怕了

很多人都说拉肚子拉泻也就没什么大碍，

但你可能不知道，拉肚子也能要命！

近日，急诊科医生会诊了一支手臂就就诊了一位因拉肚子大意丧命的案例。

实际上，在临床上因为腹泻出现的类似恶性事件非常普遍，在这些事件中，尤其以腹泻导致的心梗、脑梗最严重。

为什么腹泻会引起心梗和脑梗？腹泻会导致的电解质紊乱、脱水等，使血容量减少、血压降低，有的人还会出现休克，这些因素都容易诱发心梗和脑梗。再加上老年人往往都有高血脂、高血压、动脉硬化等心脑血管的一些病理基础，因此，老年人腹泻更容易诱发心梗和脑梗，千万不能大意！

腿抽筋了怎么办

腿抽筋是一种常见病症，从年轻人到老年人都有可能发生，尤其以老年人居多。

腿抽筋的发病原因主要有三种：一是由于缺钙导致，血液中的钙离子有舒张肌肉的作用，如果缺钙，就会引起肌肉痉挛，也就是腿抽筋。第二个原因是动脉粥样硬化、血管狭窄，腿部的血管狭窄，会造成血液循环回流不畅，腿部肌肉产生的代谢垃圾无法及时排出体外，代谢垃圾积聚到一定程度，就会刺激腿部肌肉，发生痉挛。

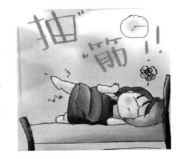

第三个原因是剧烈运动，年轻人的腿抽筋多数是因为剧烈运动，使腿部肌肉乳酸堆积，刺激肌肉引起痉挛。

为什么腿抽筋经常在睡觉时发生？

这是因为白天活动的时候，腿部的肌肉不断收缩和舒张，对血管产生压力，加快血液流动。晚上休息的时候，全身血液循环变慢，再加上腿部长时间保持固定姿势，腿部的代谢垃圾不能及时被血液带走。这些代谢垃圾在腿部积聚到一定程度，就会刺激腿部肌肉，发生抽筋现象。

当抽筋发生时，首先要彻底伸直抽筋的部位，待疼痛减轻后，可以轻轻地按摩，如果是经常性的抽筋，需要找医生就诊。

中老年腿抽筋要警惕

腿抽筋是中老年常见病症，很多老人习以为常、不够重视。在此我们提醒大家，中老年人如果出现腿抽筋，要警惕骨质疏松和动脉粥样硬化两方面因素。

首先是骨质疏松，由于老年人对钙的吸收能力减弱，钙质流失加快，就会导致骨质疏松。骨质疏松不仅会造成骨骼疼痛、腿抽筋等病症，严重情况下还会导致骨折。因此，增加骨密度、强壮骨骼对中老年人非常重要。

其次，腿抽筋的老人也要重视动脉粥样硬化问题。因为动脉粥样硬化是全身性的病变，腿部有问题，其他部位也会有相同的病变。尤其要注意心脑血管的动脉粥样硬化，这是造成心梗、脑梗的主要因素。

·第四章
几种常见的基本急救技能

在日常生活中，一些非常严重的突发疾病和意外，会导致病人意识丧失，呼吸和心脏骤停。此时，如何快速、果断地采取急救措施，为急救人员赢得抢救时间就显得尤为重要。本章将带领大家学习几种基本的急救技能，让我们更好地应对这些意外情况。

如何进行心肺复苏

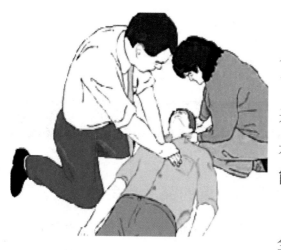

心肺复苏（CPR）是指当人的呼吸和心跳都停止时，为了使心脏和肺的功能恢复，所采取的一系列措施。心肺复苏是家庭急救中最重要的基本技能，是人人都需要掌握的技能。

当人的心脏停止跳动后，全身的血液循环也立即停止，此时身体的一些重要器官会迅速因缺氧而坏死，尤其是大脑，缺氧超过4分钟就会发生不可逆的损伤。所以，心脏骤停后一定要第一时间采取心肺复苏抢救，才能为患者赢得生机。

在这里我们要特别强调，进行心肺复苏的前提是病人的呼吸和心跳都停止了。如果病人只是昏迷，有呼吸和心跳，这样绝不能进行心肺复苏，否则会加重病情。

不是所有昏迷都能做心肺复苏！

2018年8月腾讯新闻报道：近日，一男子突然晕倒在地，一旁有路人立即为其进行了胸外心脏按压，而此时，一位湖南省第二人民医院的医师路过，出于职业敏感，上前做了探究。

医师发现男子虽然意识不清，但胸部有起伏，颈动脉有搏动，便马上叫停了心脏按压。随后，120急救车赶到了现场，为男子检

查，发现其各项指标都未发生异常，排除了心脏骤停的可能。最后推测，这名男子可能是因过度疲劳造成突发昏厥，并非是

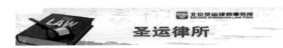

腾讯网　要闻　推荐　财经　娱乐　体育　时尚

圣运律所
北京圣运律师事务所

不是所有昏迷都能做心肺复苏！长沙男子晕倒在地引发路人盲目施救

近日，长沙一男子突然晕倒在地，一旁有路人立马为他进行了胸外心脏按压，而此时，恰逢一名医师路过，看到有人在为晕倒男子做心肺复苏，出于职业敏感，他上前做了一番探究。

因为心脏骤停。医师表示，如果病人心跳和呼吸没有停止，此时盲目采取心肺复苏，不但对病人没有帮助，还会加重损害。

判断呼吸、心脏骤停具体操作流程如下：

1. 发现患者出现异常情况后，轻拍病人肩膀、大声呼喊判断其是否有意识。

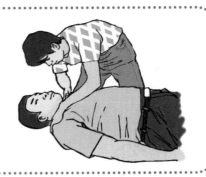

2. 如果患者失去意识，立即拨打 120 急救电话，并迅速开始对患者进行现场处置。

3. 要使患者平躺在地面上，一只手下压患者的前额，另一只手轻抬患者的下巴，这样做可以使其呼吸道顺畅，这叫作开放气道。

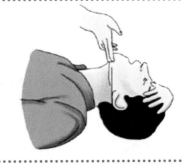

4.看患者胸口有无起伏，将耳朵凑近患者的口鼻，去感觉有没有呼吸。

5.用食指和中指触摸患者的颈动脉，以感觉有无搏动。

6.若患者没有呼吸和脉搏，则需要马上实施心肺复苏。

心肺复苏术包括胸外心脏按压和人工呼吸，我们先来学习胸外心脏按压。

胸外心脏按压

胸外心脏按压是心肺复苏术的核心技术，通过不断地进行胸外按压，不但能够有效刺激心脏，使其尽快恢复跳动。而且，通过持续的按压，还可使心脏被动收缩、舒张，暂时维持其泵血功能，保障全身重要器官（尤其是大脑）的血液循环供应。这样就能为专业急救人员赢得抢救机会，这也

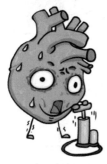

是我们普通人，学习家庭急救心肺复苏术的关键价值。

胸外心脏按压具体操作流程：

1.救助人员跪在患者身体的一侧，两腿打开，与肩同宽。

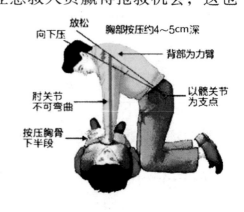

放松
向下压
胸部按压约4~5cm深
背部为力臂
以髋关节为支点
肘关节不可弯曲
按压胸骨下半段

2. 找到按压的位置，将双手重叠放在正确的按压处，然后开始按压。

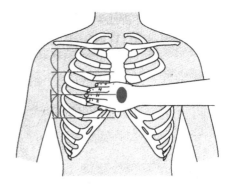

实施胸外心脏按压的正确位置，在两乳头之间连线的中点，也就是我们常说的心窝处。确定按压位置后，将一只手的掌根抵在按压处，另一只手重叠放在上面，双手十指相扣，使下面手的手指翘起，这样能避免按压时损伤肋骨。

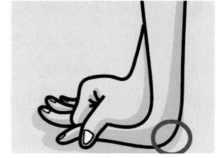

3. 在按压时，应将患者的胸骨下压 5cm 左右（幅度太小不起作用），且在按压时，救助人员的手不可移动位置，按压的频率为每分钟 100 次。

按压时救助人员上半身前倾，肘伸直，借助上半身的体重垂直向下按压。嘴里最好数数，如：一下、两下、三下、四下。在念"一"的时候，手往下压，念"下"的时候，手放松。

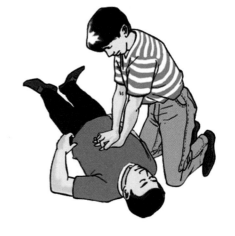

4. 救助人员连续做 30 次按压后，做 2 次人工呼吸（后面详述）。

5. 在实施按压大约两分钟后，应检查患者的脉搏和呼吸是否恢复。如没有恢复，重复做胸外按压，之后每 5 分钟检查一次脉搏和呼吸。胸外按压要持续进行，直到患者的呼吸和脉搏恢复，或专业医护人员到达。

注意：做胸外按压时，对按压的幅度和频率都有严格要求，我们普通人做按压非常容易疲劳，要注意不断换人，以保证胸外按压的效果。

如何进行人工呼吸

人工呼吸是心肺复苏术的重要组成部分，在患者呼吸和心跳停止后，通过人工呼吸，能为患者的血液持续提供氧气，保证重要脏器的氧气供应，最大限度避免脏器因缺氧造成损伤。

说到这里，有的人可能有疑问：我们吸进肺里的空气，再呼出来还有氧气吗？吹到别人的肺里有帮助吗？其实，正常空气中氧气的浓度大约是21%，吸入肺后人体大约可利用3%～5%。也就是说，呼出的气体中仍含有16%～18%的氧浓度，这对患者来说有非常大的帮助。

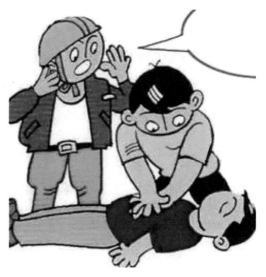

人工呼吸方法很多，有口对口吹气法、俯卧压背法、仰卧压胸法等，我们在这里介绍目前最普遍采用的，也是最有效的方法，即口对口吹气法。口对口吹气法是通过口对口人工呼吸，使空气进入肺内，然后利用胸廓和肺的弹性回缩力，使进入肺内的气体呼出，这是口对口吹气法的主要原理。

口对口吹气法实施步骤：

第一步 开放气道

迅速清除病人口鼻内杂物，使呼吸道通畅，用一手按压前额

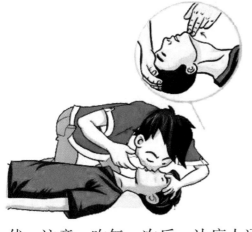

使头后仰，另一只手向上抬下巴，使呼吸道保持通畅。

第二步 口对口吹气

捏紧病人鼻子，以防气体从鼻孔逸出，然后用嘴包住病人口唇四周，对病人缓慢持续地吹气，同时观察病人胸部起伏。注意，吹气一次后，让病人通过胸廓的回缩力自己将气呼出。千万不可连续吹两口气。

实施心肺复苏注意事项

1. 在实施心肺复苏之前，应先将患者移到安全区域。

2. 使患者以仰卧的姿势平躺在地板上，这样可以确保胸外心脏按压时能使上劲。

3. 若患者戴有假牙，在进行人工呼吸前，应先将假牙摘下。

4. 进行人工呼吸时，救助人员的吹气量应为成年人深呼吸的正常量。

5. 若患者的舌头出现后缩现象，应将患者的舌头拉至正常，以防舌头堵住气管引起窒息。

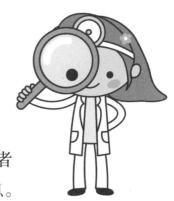

6.为了防止传染病，救助人员在做人工呼吸之前，可用纸巾、纱布盖在患者嘴上。

外伤如何止血

外伤出血是我们在生活中难免会发生的意外事件，如果发生外伤出血时，应该怎么处理呢？接下来，我们学习一下外伤如何止血的知识。

初步判断是动脉还是静脉

动脉出血：色鲜红，随着心脏的收缩而大量涌出，呈喷射状，出血速度快、量大。

静脉出血：色暗红，缓缓流出，出血速度较缓慢，出血量逐渐增多。

毛细血管出血：出血呈渗出性，颜色鲜红，可自行凝固止血。

止血方法的选择

出血部位不同，出血性质不同，其危险性也有差别，要采取不同的止血方法。

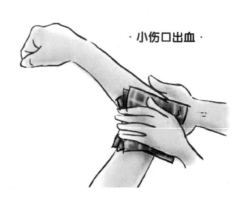

·小伤口出血·

小伤口出血，常常以毛细血管渗出为主，这时只需要用清水或生理盐水，将伤口冲洗干净，然后盖上消毒纱布、棉垫，再用医用胶带缠一下即可。

如果是静脉出血，除了上述包扎止血方法外，还需要在包扎伤口上方施以压力，使血流变缓、血凝块易于形成。可以用手压，也可以用止血带。请大家注意，无论是手压还是止血带，必须持续 5~15 分钟以上才可奏效。

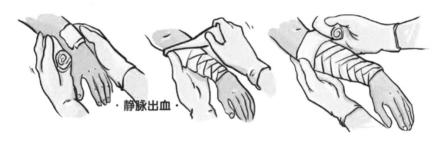

·静脉出血·

如果是动脉出血，要第一时间用手压住伤口，然后再采用止血带。

止血带止血

专业的止血方法很多，我们普通人掌握太多的话，遇事反而不知道如何应对。在这里我们给大家介绍一种专门针对四肢动脉出血的有效方法，也就是止血带止血法。

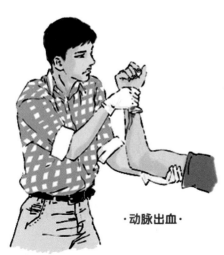

·动脉出血·

请大家注意，外伤造成的动脉出血很难自行凝固，如果专业救护人员不能及时赶到，患者就会因为失血过多而危及生命。因此，遇到紧急的四肢动脉出血时，可以及时采用这种止血带止血法，如果现场没有专业的止血带，也可用粗橡皮筋或有弹性的绳子代替。

用止血带止血时，止血带不要直接扎在皮肤上，应先用毛巾垫在伤口处，再扎上止血带。

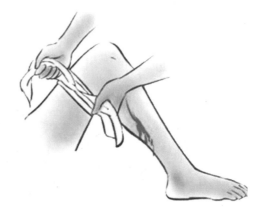

在使用止血带之前，先将伤口所在的肢体抬高，使静脉血回流，然后再扎止血带。使用止血带要掌握好度，不能扎得太紧或时间过长，否则会造成肢体远端血液循环受阻，局部软组织坏死或肌肉萎缩。捆扎好止血带后，要记好捆扎的时间，大约半个小时左右，就要松开几分钟，然后再次扎紧。在松开这几分钟，可以用指压法来止血。

如果是上肢出血，可将止血带捆扎于上臂的上 1/3 段，注意不能捆扎在上臂的中部，以免造成桡神经的损伤。如果是下肢出血，也要将止血带捆扎在大腿上 1/3 段，避免直接压迫股动脉。

简单有效的穴位急救

在中医学理论中，通过针刺、按压经络穴位来治疗疾病是中医的重要治法之一，不仅如此，有的经络穴位还有很好的急救作用。很多突发疾病，都可以用针刺和按压穴位的方法来缓解患者病痛，减轻其病情。

由于针刺的方法太专业，我们仅仅介绍一些按压穴位的急救方法，既简单又实用。

 昏迷休克掐人中穴

刺激人中穴有升高血压、兴奋呼吸中枢的作用。如果因为中风、中暑、中毒而突然出现呼吸停止、血压下降、昏迷、休克等情况时，

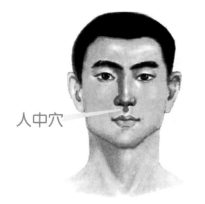

人中穴

掐患者人中穴可起到急救作用。这也是我们在电视剧中经常看到的情景，很多老百姓也经常使用此法来急救。

人中穴位于人体鼻唇沟上 1/3 与下 2/3 交界处，是一个重要的急救穴位。我们常说"掐人中"，这句话在人晕倒的时候用得最多。当然，掐人中只是一种简便的应急措施，还应及时与医院联系，进一步抢救，以免延误病情。

 止头痛按压太阳穴

头痛发作时，患者可自己用手指分别按压头部双侧太阳穴，太阳穴的位置在眉梢与外眼角中间向后一寸凹陷处，按压时要有

酸胀感，还可以一边按一边揉，头痛可得到缓解。请注意，经络穴位理论中的一寸，指的是患者自己大拇指第一关节的横宽。

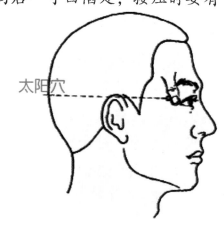

太阳穴

太阳穴是人体头部的重要穴位，如果我们长时间用脑，太阳穴往往会出现重压或胀痛的感觉，这

就是大脑疲劳的信号。这时按摩太阳穴可以给大脑以良性刺激，能够解除疲劳、振奋精神、止痛醒脑，并且能帮助集中注意力。

胃痛按揉足三里穴

胃痛时，可以按揉双腿足三里穴，足三里穴在外膝眼穴下三寸，胫骨外侧一横指处。按揉足三里，使其产生酸痛麻胀感，按揉3~5分钟，胃痛可明显减轻。

止呕按压内关穴

呕吐时，可用指压内关穴，内关穴位于掌面腕横纹上二寸处，在两筋之间。按压内关穴有止呕的作用。同样，按压时要有酸胀感。

足三里

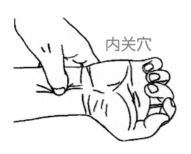

内关穴

内关穴

便秘按揉天枢穴、摩腹

便秘患者可以经常按揉天枢穴，天枢穴位于肚脐旁边2寸，按揉时要感觉有明显酸胀感，还可以配合腹式呼吸来进行，对治疗便秘有好处。摩腹就是用手掌经常按摩肚脐周围，顺时针按摩，这样也有利于便秘的改善。

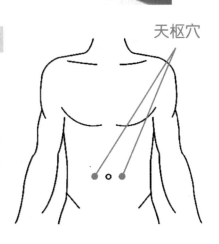

天枢穴

·第五章

常见心脑血管急症的应对方法

随着社会不断发展，生活水平迅速提高，多种"富贵病"开始困扰并威胁着现代人群，心脑血管疾病就是其中之一。那究竟什么是心脑血管疾病呢？

心脑血管疾病是一个非专业的名词，它是心脏血管和脑血管疾病的统称，具体是指由于血脂异常、血液黏稠、动脉粥样硬化、高血压等因素所导致的心脏和大脑发生的缺血性或出血性疾病。心脑血管疾病包括很多种类，比如心肌梗死、心力衰竭、脑梗死、脑出血等，一般认为这些疾病都属于心脑血管疾病的范畴。

患有心脑血管疾病的人，常常会出现一些"急症"，如果应对和处置不当，就会造成很大伤害。如何规避我们的认知盲区，以及正确应对心脑血管急症，是本章要重点介绍的内容。

夜间憋醒胸闷大汗
警惕急性心衰

一些长期心肌缺血的人夜间入睡后，会因胸闷、气急、呼吸困难而憋醒，不得不坐起来，休息片刻后，才能继续入睡。这是什么原因造成的呢？

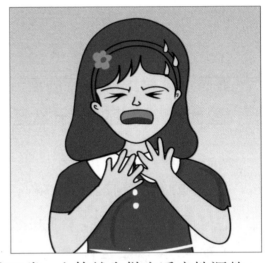

夜间平躺后受体位影响，血液回流心脏相对容易，从心脏泵出的压力增大。此时，如果我们的心脏收缩和泵血功能正常，人体就会做出适应性调整，保证血液循环通畅。如果心脏的收缩和泵血功能不好，也就是心脏功能衰弱，这时最直接的后果是造成肺淤血，病人表现的症状就是，晚上睡觉容易憋醒。

晚上睡觉憋醒的病人，如果感觉极度胸闷气急，并且出大汗，这是心脏动脉血管突然收缩，造成血流几乎中断的病症表现，是急性心肌缺血造成心力衰竭的征兆。

如果患者突然出现这种情况，应该怎么办呢？

这时，应该考虑患者之前是否被明确诊断为冠心病，如果之前就有冠心病，差不多可以认为是急性心力衰竭。此时应立即服用心脏急救相关的药物，如硝酸甘油等，并拨打120急救电话。同时，尽可能让患者采取半卧位，两腿下垂，使下肢血液回流减少，以减轻心脏负担。

我们提醒大家，如果入睡后憋醒的情况经常发生，这说明心脏的功能非常衰弱，造成这种情况的主要原因是血管动脉粥样硬化、血管狭窄，从而使心肌长期缺血，长期心肌缺血的结果就是心脏功能减弱。这时，除了掌握应急措施外，更要注意解决心肌缺血的问题。

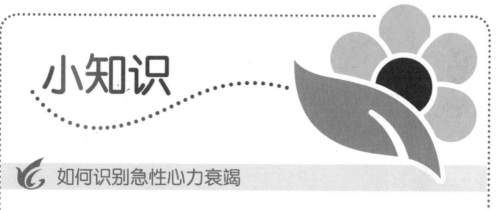

小知识

如何识别急性心力衰竭

急性心力衰竭症状严重，不仅有极度胸闷、大汗，而且常常还会伴有咳嗽、咳痰带血、咳出泡沫样痰等症状，严重者从口鼻涌出大量粉红色泡沫液。

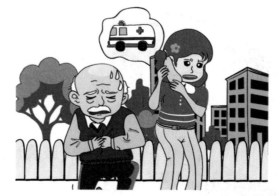

剧烈头痛当心脑卒中

头痛是日常生活中经常发生的一种病症，头痛的原因非常复杂，很多疾病都有可能引起头痛。头痛的分类也非常多，比如，血管性头痛，是头部血管受压、扩张或者收缩导致的头痛；创伤性头痛，是指曾经受过外伤造成的头痛症状；紧张性头痛，是由于心理压力或肌肉紧张造成的疼痛；神经性头痛，是神经被牵拉或压迫造成的疼痛。

关于头痛的问题，我们给大家两点提示。

第一，头痛要积极就医。前面我们讲了，很多疾病都会引起头痛，包括一些恶性肿瘤疾病。因此头痛要赶快去看医生，尽早诊断明确。有的人对头痛不够重视，仅仅吃点止疼片临时缓解症状，这是错误的做法。

第二，对于中老年人来说，如果平时没有头痛的病症，却突然出现了剧烈头痛，此时要特别小心，这有可能是脑卒中的征兆，最好第一时间去医院做检查。

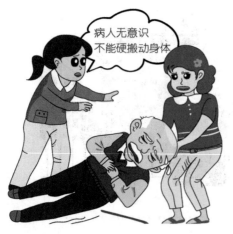

病人无意识
不能硬搬动身体

脑卒中是由于脑血管堵塞或破裂出血，从而引起的一系列急症。一旦发生脑卒中，应当立即呼叫救护车，当患者失去意识时，要注意确保呼吸道的通畅。并尽量避免摇晃，因为摇晃可能导致其脑部损伤加重。

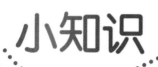

如何识别脑卒中征兆

很多脑卒中患者，早期的征兆除了剧烈头痛之外，还会出现半边肢体无力、麻木甚至瘫痪、眩晕、流口水、嘴歪斜、走路摔跤等，有的人还会表现为突然看不清东西，突然舌头不听使唤（语言障碍）等症状。

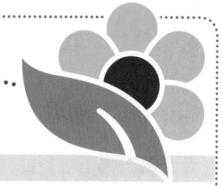

你了解脑卒中吗

脑卒中又称为脑中风，主要分为出血性脑中风和缺血性脑中风两种。

出血性脑中风俗称脑出血，根据出血部位不同又分为脑出血

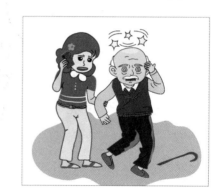

和蛛网膜下腔出血等，最常见的就是脑出血。缺血性脑中风又叫脑梗死，它是大脑局部血管堵塞造成的，还有一种症状较轻的腔隙性脑梗也属于脑梗死。

关于脑卒中，在这里我们要提醒大家三点

第一，无论是脑出血还是脑梗死，都会造成血管所支配的区域神经细胞因缺血而坏死，留下各种中风后遗症。因此，一旦发生了脑出血或者脑梗死，第一时间拨打120急救电话是关键，如果抢救及时的话，能够减少神经细胞坏死，减轻后遗症。

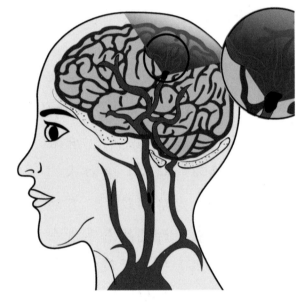

第二，一旦怀疑患者可能发生了脑出血或者脑梗死，不要给患者服任何药物，也不要喂水，也不要反复摇晃患者，因为这些盲目的行为有可能使病情加重。

第三，要让患者的呼吸道保持畅通。发生脑中风时，有的人会有呕吐症状，要及时清理患者口腔中的呕吐物，避免呕吐物被吸入气管而造成窒息。

另外我们还希望大家了解一下，脑出血和脑梗死的区别，这样能帮助我们更快地识别脑出血和脑梗死，并随时提高警惕。

脑出血和脑梗死的区别

两者发病的情景不同

脑出血通常都是在从事紧张的活动时，或者是在情绪激动、便秘、血压突然升高等情况下发生的。脑梗死发病时，患者通常是在静止状态下，比如很多脑梗就是在晚上睡眠过程中发生的。

两者的临床表现略有差异

脑出血发病急骤，病情进展迅速，患者往往会有剧烈头痛及严重呕吐，并且患者会迅速失去意识，也就是陷入昏迷。而脑梗死发病进展相对缓慢，是渐进性的，从半边肢体无力，到完全瘫痪需要几个小时，甚至一两天时间。

小知识

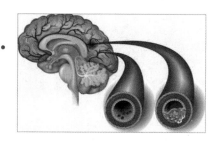

 脑梗死抢救时间窗

脑梗死发生早期，在梗死灶周边有可能形成一个"缺血半暗带"，在这个区域内的脑细胞只是暂时失去功能，并没有死亡。如果能够在一定时间内迅速恢复血液供应，就可以挽救这些细胞，尽可能减轻脑梗死的后遗症，这个时间就是脑梗死的抢救时间窗。

1995 年，美国国立神经疾病与中风研究所（NINDS）得出研究结论，脑梗死的抢救时间窗是 3 小时。2008 年，欧洲急性卒中协作研究 III（ECASS-III）表明，脑梗死的抢救时间窗可延长到 4.5 小时。

目前，临床上普遍认为，脑梗死的抢救时间窗是 3~4.5 小时，这个标准就是以上述两个研究为依据的，这也是脑梗死的黄金抢救时间。

实际上，即便是超过这个时间窗，只要在 6 小时内，医院仍然会有办法进行积极的抢救和治疗。因此，对于突发脑梗死的患者来说，早发现、早重视、早送医非常重要。

突然眼前一黑全身乏力
可能是脑缺血

如果突然出现眼前一黑，严重的还会跌倒甚至昏迷，这主要和以下几种原因有关。

 短暂性脑缺血发作（TIA）

长期高血脂、动脉粥样硬化的人群，

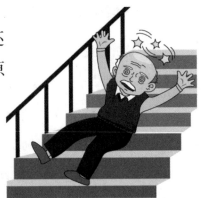

如果突然出现单眼或者双眼一过性黑蒙，并伴有一侧肢体无力甚至瘫痪，这可能是短暂性脑缺血发作，也叫小中风。这是中风的征兆之一，说明支配大脑的血管狭窄已经非常严重，发生脑中风的可能性非常大。

一旦发生这种情况，不要随便移动患者，应立即拨打120急救电话。同时，松开患者的衣服领口，确保呼吸道顺畅，等待急救人员到来。

突发心律失常

患有房室传导阻滞、早搏等疾病的人群，如果突然出现眼前发黑或者晕厥，并伴有胸闷、心慌、气短的症状，可能是突发心律失常导致的，心律失常会影响心脏的泵血功能，使全身供血急剧减少，如果脑供血大大减少，就会出现黑蒙或者晕厥。

一旦发生这种情况，如果家属熟悉患者的发病情况，并且身边也有患者平常服用的抗心律失常药物，可以给患者服药，同时拨打120急救电话。

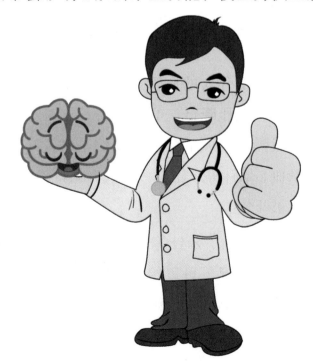

直立性低血压

如果患者是因为体位变化，比如突然坐起或突然站起，出现眼前一黑、全身乏力，这多数是低血压引起的。

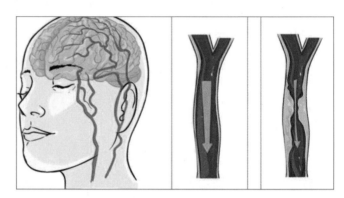

这时，虽然患者有自主意识，但是注意不要急着扶起来，最好使患者蜷起身体，然后垫高腿脚部，等待脑血流的恢复，并立刻拨打 120 急救电话。

血管迷走神经过度兴奋

有一部分人的血管迷走神经受刺激后容易过度兴奋，导致血管扩张、血压降低、心跳减缓，这时大脑处于缺血状态，会出现眼前发黑和晕厥的症状。我们平常说吓晕了，就是这个原因，比如晕血、晕针等。还有一些人看见打架或者遇到突然发生的事件，也会被吓晕。

发生晕血、晕针等情况时，应该让患者平卧，解开颈部纽扣，有条件的情况下可以给患者吸氧，并轻拍患者肩部呼叫名字，一般几分钟就能自然苏醒。如果没有苏醒，要立刻拨打 120 急救电话。请大家注意，不要给患者喂水，以免发生呛咳。

剧烈持续胸骨后疼痛
可能是心肌梗死

突然感到胸口疼痛时，有可能是心绞痛或者心肌梗死，我们在这里教大家如何来简单区分这两者。

心肌梗死的原因多数是因为血管堵塞，心梗时胸部剧痛会持续30分钟以上，同时有脸色苍白、冒冷汗、呕吐等症状，有时还会导致呼吸困难、心律失常、心力衰竭等。如果出现心

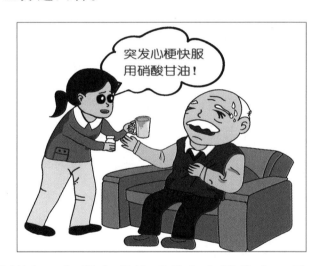

肌梗死，应该立即呼叫救护车，如果患者的呼吸和心跳停止，需要立即进行心肺复苏。

心绞痛往往是因为血管突然收缩，血流暂时中断而引起的心脏疼痛症状。心绞痛发作时通常持续2～3分钟，一般会在15分钟内平复下来。如果身边有硝酸甘油等急救药，可以根据情况让患者服用。

无论是心绞痛还是心肌梗死，当意外发生时，周围的人尽量

不要围观，避免给患者造成压力，从而加重病情。同时，身边的人尽可能说一些安慰的话，让患者消除紧张不安，比如"不要怕""没关系""加油"等。

小知识

警惕心梗的诱发因素

大多数人发生心梗时都有诱发因素，心梗常见的诱发因素有饱餐、劳累、情绪激动、天气寒冷、天气太热等。

饱餐为什么会诱发心梗呢？因为吃得太饱时，全身的血液大量集中于肠胃，此时，会造成心肌缺血，从而诱发心梗。劳累诱发心梗，是因为过度劳累、熬夜加班，会加重心脏的负担，进而诱发心梗。情绪激动和天气寒冷都会导致血管收缩而诱发心梗。天气太热，出汗多，会导致血稠而诱发心梗。

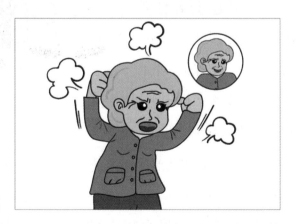

警惕这些诱发因素，尽量避免这些诱发因素，能够减少心梗猝死的发生。

·第六章

保护心脑健康还可以做什么

　　心脑血管疾病造成的心梗和脑梗，是发病率最高的两种疾病，也是目前威胁人类健康的大敌。我们在前面学习了心脑血管疾病的一些急救知识，包括心梗和脑梗的急救，但这是应急的措施，也是万不得已的办法。

　　面对所有的疾病伤害，"预防大于治疗"是最基本的养生保健观念，心脑血管疾病尤其如此。想要维护心脑健康，我们还可以做到在发病之前或者病情轻的时候，积极采取措施，尽可能将疾病的风险消灭在萌芽状态，即防患于未然。因此自本章起，我们将重点为大家讲解心脑血管疾病，尤其是心梗和脑梗的发病原理及预防保健方法。

心脑血管疾病是"头号杀手"

　　根据 2016 年世界卫生组织（WHO）公布的数据显示，当前全球排名前 10 位的死亡原因中，缺血性心脏病（心肌梗死）和脑中风居前两位。根据 2015 年 10 月中国卒中协会发布的《中国卒中流行报告》，和 2018 年 1 月国家心血管病中心发布的《中国心血管病报告 2017》，我国目前脑卒中和心脏猝死居死亡原因榜首。

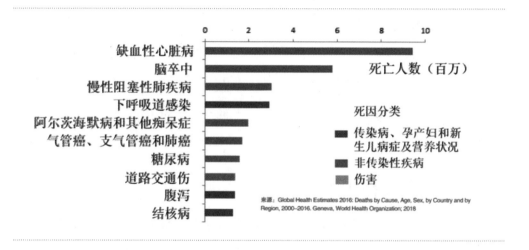

死亡人数（百万）

死因分类

■ 传染病、孕产妇和新生儿病症及营养状况
■ 非传染性疾病
■ 伤害

来源：Global Health Estimates 2016: Deaths by Cause, Age, Sex, by Country and by Region, 2000–2016. Geneva, World Health Organization; 2018

　　无论是在我国还是在全世界范围内，心脑血管疾病都被认为是威胁人类健康的头号杀手。

　　现代医学研究已经清楚地表明，心脑血管疾病导致的心梗、脑梗，这样的突发事件不是偶然的，是有其病理基础的。因此，我们预防保健的重点是要消除其病理基础。这也是我们接下来要详细介绍的内容，也就是说，我们要真正了解心脑血管疾病是如何形成的。

从我国首个
"血管健康日"说起

《新华网》北京 2011 年 5 月 19 日电：

由中华医学会心血管病学分会、中国胆固醇教育计划项目共同倡议并发起的我国首个"5·18血管健康日"18 日在京启动。首届血管健康日的主题是"警惕血管斑块"。

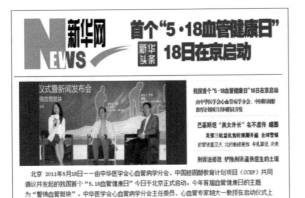

北京阜外医院副院长杨跃进教授指出，血管健康决定人的寿命，而由胆固醇沉积形成的动脉粥样硬化斑块是威胁血管健康的最重要因素。动脉粥样硬化斑块会逐渐堵塞血管，使血管狭窄，引起心肌缺血或脑供血不足。更重要的是，这些斑块随时可能破裂脱落形成栓子，导致心肌梗死、脑中风等严重的心脑血管病变。

现在很多人去医院看病时，如果是心脑血管方面的疾病，医生一般会建议查一下斑块。这里所说的斑块，就是指动脉粥样硬化斑块。为什么要查斑块呢？

近年来各种临床研究显示，"斑块"是引发心梗和脑梗最直接的病理基础。通过了解斑块的多少、大小及稳定性，不仅能准确评估发生心梗、脑梗危险的概率，还能评估心梗和脑梗病人康复的进度。这也是为什么将首届"5•18血管健康日"的主题定为"警惕血管斑块"。

那么，动脉粥样硬化斑块是如何形成的？它是怎样引起心梗和脑梗的呢？这些问题对于我们每个人来说都非常重要，因为长期以来，我们大多数人都存在着很多认识误区，我们将在后面为大家详细介绍。

有意思的两项斑块研究

关于斑块问题，给大家介绍两个有意思的科学研究。

1913年，苏联病理学家阿尼茨科夫（Anitschkow），向全世界公布了一个著名的动物实验结果，在实验中，给兔子喂高胆固醇的食物，仅仅70天，兔子便会产生明显的动脉粥样硬化，这也是最早关于斑块和动脉硬化的动物实验。

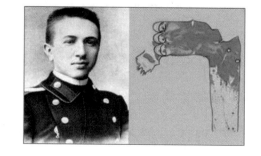

1953年，美国医学会杂志（JAMA）公布了朝鲜战争中阵亡的美国士兵尸体解剖报告，报告显示，这些美国士兵的平均年龄虽然只有22岁左右，但令人吃惊的是，其中77%的士兵都有动脉粥样硬化。

100 多年来，关于斑块的医学研究非常多，我们单挑这两项有意思的研究介绍给大家，其实就是希望引起大家对血管斑块的重视，尤其是从中青年时期开始及早重视。

斑块不是老年人的"专利"

在我们以往的印象中，心脑血管疾病好像是老年人的专利。但是近年来，在中青年人群当中，心脑血管疾病也开始肆虐。

2010 年，韩国首尔国立大学的专家在北美放射学会年会上报告其研究结论，在小于 45 岁的成年人中，有 50% 以上的人存在非钙化斑块。

2015 年，《美国心脏协会杂志》刊发研究报告，综合分析了超过 9.6 万名年满 20 岁的中国人，发现 3/4 的人心血管健康状况较差。

现在大量的医学研究已经证实，斑块形成和动脉粥样硬化不是老年人的"专利"，是从年轻时候就开始的。

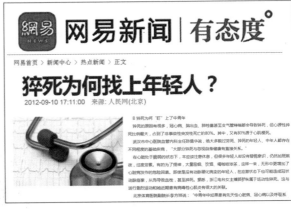

另外还有一点要提示大家，现在的老年人群在年轻时，由于当时生活条件有限，饮食中没有太多高胆固醇的食物。但是我们大多数中青年群体，却

是一直都以高脂肪、高胆固醇食物为主的。因此在未来，中青年群体的心脑血管疾病发病风险也会很大。并且，年轻人由于自恃年龄优势，预防保健的意识更加淡薄，这也是造成近年来中青年人群，心梗猝死频频发生的主要原因之一。

如果大家再看到有老年人不吃肉的话，不要不以为然，我们和老人一样需要注意这些！

心脑血管疾病是吃出来的病

据某大城市对330万居民饮食习惯的调查，近20年来，谷类、薯类、豆类食物从以往占饮食结构的2/3，下降至1/3。而肉类和油脂食品上升近10倍，每人每天平均摄入油脂83g，远远超过25~35g的正常需要水平。

科学饮食是公认的健康法则，可有很多人饮食并不科学，以为大鱼大肉就是高生活质量的体现。长久以来，很多人已经养成食肉习惯，有些甚至达到无肉不欢的地步，这是近年来心脑血管发病率急剧上升的主要因素。

也许有人会说："我很少吃肉，怎么也得了这病呢？"

在这里，我们纠正一下长期以来的一个重要误区。饮食油腻不仅是指吃肉，还包括食用油的摄入，即便是植物油也是一样，摄入过多的植物油和动物油都会引起心脑血管疾病。

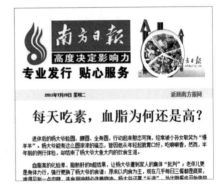

《南方日报》2011 年 7 月 19 日报道：

在人们看清动物油存在高胆固醇的健康隐患后，又出现一个新的误区——以为植物油吃多了没什么过多的坏处。其实。不管是动物油还是植物油，都是由脂肪物质组成，进入身体后都会影响健康。

30 年前，一斤油炒菜用，可以用一个月以上，现在几天就用完了。这就是为什么不吃肉也会得心脑血管病的原因。

什么是血脂

血脂就是血液中的脂类物质，主要包括胆固醇和甘油三酯。在这两者中，胆固醇对心脑血管的危害最大，甘油三酯除了主要引起肥胖外，它也会促进胆固醇沉积，加快斑块形成。

胆固醇的研究

胆固醇的研究是生物化学领域的一个古老课题。早在 200 年前，法国和德国的医生就发现了它，由于最初是在胆结石里面发现的，因此叫胆固醇。在随后的研究中，人们逐渐发现，它不仅存在于胆结石里，全身的各个组织器官都有胆固醇的身影。

现在关于胆固醇，医学研究已经为我们得出了明确的结论。

胆固醇对人体有三大生理作用：

第一，它是细胞膜的结构成分。

第二，它是合成胆汁的重要原料。

第三，它是合成类固醇激素的前体，类固醇激素有肾上腺皮质激素、性激素等。

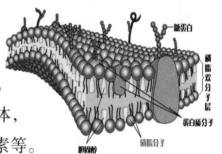

这是胆固醇在人体中的作用，也是胆固醇好的一面。胆固醇最大的危害就是它会形成血管斑块，造成心梗、脑梗，这是胆固醇坏的一面，也是我们要特别重视的地方。

甘油三酯的研究

甘油三酯就是我们俗称的脂肪，它的主要作用是储存能量，北极熊整个冬天几乎不吃东西，就是因为它在夏季储存了大量脂肪，可以为食物短缺的冬天提供能量。

甘油三酯的主要危害是引起肥胖，这是过多的甘油三酯沉积在皮下组织的结果。甘油三酯在肝脏中沉积会造成脂肪肝，为什么胖人容易有脂肪肝，就是这个原因。另外，血液中甘油三酯过多，会引起血稠，还会促进斑块形成，增加心梗、脑梗的发病风险。

最后，提醒一下想减肥的朋友，人虽然不能像北极熊一样，好几个月不吃东西，但是，通过控制饮食总量，即便是不增加运动，也可以起到减肥的效果，关键是要坚持！

小知识

甘油三酯高怎么办？

糖类、脂类、蛋白质是人体所需的三大营养物质，糖类是直接为人体提供能量的，当我们从食物中吸收的糖太多时，会转化成脂肪储存起来。

因此，如果我们的甘油三酯高的话，除了减少油腻食物外，甜品和主食也不能多吃，这些都是高糖食物，还有酒精饮品，无论白酒、红酒还是啤酒，都富含高能量。

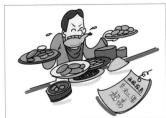

如果甘油三酯过高，必要时，要使用专门降甘油三酯的药物。

胆固醇与诺贝尔奖

胆固醇与心脑血管疾病关系密切，过多的胆固醇沉积在血管壁上，这是形成斑块的核心病理过程，这一点现在我们很多人都了解。但是，这一至关重要的医学结论来之不易。医学发展的历史告诉我们，这是无数科学家，进行了长达100多年前赴后继的接力式研究，才为我们找到的答案。在这些研究中，最具代表性的是三个获得了诺贝尔奖的研究成果。

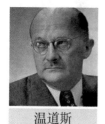

温道斯

1928 年，德国化学家温道斯（Windaus）获得诺贝尔化学奖。获奖原因是，他通过解剖发现，冠心病患者动脉血管壁上的斑块中，含有大量的胆固醇，并进一步确定了胆固醇的化学结构。

1964 年，美国化学家布洛赫 (Bloch) 与德国科学家吕南 (Lynen) 共同获得诺贝尔生理与医学奖。获奖原因是，他们通过长期的研究，为我们证明了，人体内的胆固醇不仅来源于食物，更多的还是来自肝脏合成，并发现了胆固醇的代谢合成机制。

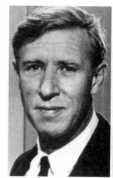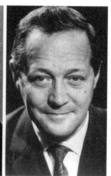

布洛赫　　　吕南

1985 年，美国得克萨斯大学的布朗 (Brown) 和戈尔茨坦 (Goldstein) 两位医生获得了诺贝尔生理与医学奖，获奖原因是，他们共同合作了 40 年，最终发现了在血液中形成斑块的罪魁祸首是低密度脂蛋白胆固醇，而高密度脂蛋白胆固醇对人体有益，它能促进胆固醇在肝脏的分解。并且，布朗和戈尔茨坦还找到了控制胆固醇的具体方法。

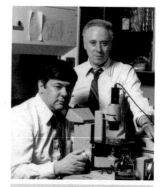

布朗和戈尔茨坦

脂代谢异常
形成斑块的病理基础

先请大家思考以下几个问题：

前面我们说到，心脑血管病是吃出来的病，为什么这么说呢？

吃进去的油脂是怎样造成心脑血管疾病的呢？

为什么有的人血脂正常却会患上心梗和脑梗？

为了回答这些问题，我们借助血脂化验单，来谈谈关于脂代谢异常的话题。

脂类名称	总胆固醇（TC）	甘油三酯（TG）	低密度脂蛋白（LDL）	高密度脂蛋白（HDL）
理想水平	＜5.18	＜1.47	≤3.36	≥1.16

关于血脂的检验报告，一般包括四项指标，分别是总胆固醇（TC）、甘油三酯（TG）、高密度脂蛋白胆固醇（HDL）和低密度脂蛋白胆固醇（LDL）。

当我们去医院检验血脂的时候，在这四项指标后面，都有一个参考范围。不同的医院，由于所采用的检测仪器、检测方法或者检测试剂不同，其参考范围都会有所差别，大家要以自己实际中检验单上的参考范围为准。我们给出的血脂四项参考范围，是采用最普遍的一种检测方法所得出的参考范围。

什么是总胆固醇

在这四项中，甘油三酯我们前面已经详细介绍过了，那总胆固醇是什么呢？

总胆固醇是指血液中总体的胆固醇水平。总胆固醇是评价斑块发展状况，以及斑块稳定性的重要参数。根据《中国成人血脂异常防治指南》的规定，总胆固醇的临界值是 5.18，如果超出这个数值，表明身体可能已经出现了动脉粥样硬化斑块。

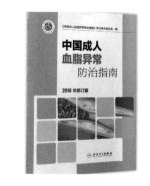

这也是前面我们提到的，为什么中华医学会心血管病学分会等相关机构，将 5 月 18 日设为"血管健康日"的主要原因，就是希望唤起人们对血液中胆固醇水平的认识和重视。

什么是脂代谢异常

在血脂四项中，有两项 HDL 和 LDL 我们要重点介绍一下，它们与血脂代谢关系密切。

HDL 称作高密度脂蛋白胆固醇，它的作用是将血液中多余的胆固醇运回肝脏分解代谢，

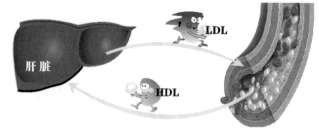

并由胆汁排出体外，因此它是"好人"。而 LDL 称作低密度脂蛋白胆固醇，它是将肝脏中的胆固醇运送到血液中，因此它是"坏人"，是导致血管斑块的罪魁祸首。

高密度脂蛋白胆固醇 HDL 和低密度脂蛋白胆固醇 LDL 的共同作用，形成了人体内胆固醇的代谢平衡机制。

当人体长期摄入过量的油脂，会逐渐使人体的胆固醇代谢机制失去平衡，导致 HDL 降低、LDL 升高，这就是我们平常所说的脂代谢异常。脂代谢异常使血液中胆固醇含量增加，多余的胆固醇会逐渐沉积在血管壁上形成斑块，医学上称作动脉粥样硬化。

血脂检测正常也可能形成斑块

请大家注意，刚才我们所说的脂代谢异常，指的是胆固醇的平衡机制出了问题。此时，血脂检测的四项指标未必会超出正常范围。也就是说，即便是血脂四项检测没有超出正常范围，也有可能因脂代谢异常而形成斑块，这就是为什么很多人血脂正常，却也会患上心梗、脑梗的主要原因。

早在 2007 年 11 月 5 日，《健康时报》就曾经刊登了《冠心病治疗走出认识两误区》的科普文章，文章中所讲的第一个误区就是，很多人血脂正常无须服用降脂药。该文章重点强调，近年来国内外大规模临床试验证明，血脂化验检查结果在正常范围内，不一定就表示不需要治疗。如果体内动脉血管有斑块形成，就要积极采取措施。

另外还要提醒大家，我们所说的脂代

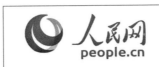

谢异常是一个长期的过程，许多人从二三十岁就开始出现这种情况，此时可能血脂四项也都在正常范围内，但是斑块已经逐渐形成。也就是说，心脑血管疾病的病理基础是长期形成的结果。

斑块是元凶

在前面我们曾提到，心脑血管病发生心梗、脑梗，最直接的病理基础是动脉粥样硬化斑块。到底斑块是如何形成的？它怎样引起心梗和脑梗呢？让我们先看一下心脑血管病的发病过程。

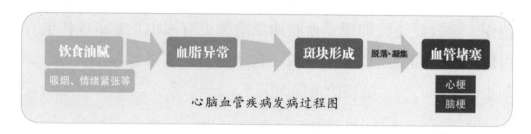

心脑血管疾病发病过程图

饮食油腻是心脑血管疾病的根源，长时间受饮食油腻以及吸烟、紧张情绪等因素的影响，就会造成血脂异常。血脂异常使血液当中产生过多的油脂垃圾，这些油脂垃圾以胆固醇危害最大。多余的胆固醇会逐渐沉积在血管壁上，形成斑块。并且，随着越来越多的胆固醇逐渐沉积，斑块也越来越大，这就是动脉粥样硬化斑块的形成过程。

为什么叫粥样硬化呢？因为如果把患有动脉粥样硬化的患者血管进行病理解剖，就能看到一个个斑块，像小米粥中的米粒一样，并且斑块的形成会造成血管硬化，因此叫粥样硬化。

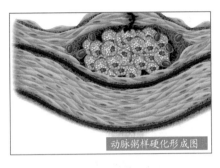
动脉粥样硬化形成图

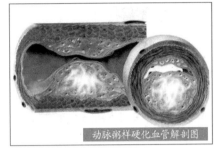
动脉粥样硬化血管解剖图

现在我们知道了动脉粥样硬化就是斑块沉积造成的，那么它有什么危害呢？

当大量斑块在血管内形成后，会导致两个严重后果：①血管狭窄；②血管堵塞。

血管狭窄

我们先说第一个血管狭窄问题，显而易见，血管是全身各系统的枢纽，为组织器官运输各种营养物质。如果斑块逐渐增大并层层堆积，会造成血管狭窄，此时，全身每个器官都会因为供血不足而受到影响，心脏和大脑受到的影响最严重。

脑供血不足常常导致头晕、头痛、失眠、多梦、健忘，甚至脑萎缩、血管性痴呆等。心脏供血不足常常导致心肌缺血、胸闷、心慌、气短、乏力、心律失常、早搏、水肿等，长期严重的心脏供血不足可导致心力衰竭。

可以说，斑块堆积造成的血管狭窄，是心脑血管疾病的基本病理状态，是一种常态。

✔ 血管堵塞

斑块形成的第二个后果是突然发生血管堵塞，造成血管堵塞的病理机制很复杂，最常见的是在血管局部突然形成血栓，从而堵塞血管，这和局部血管斑块破裂及血稠都有关系。另外，其他地方的斑块脱落形成栓子，也会导致局部血管堵塞。

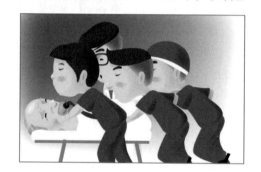

血管堵塞之后，就会造成心脑血管意外事件发生，也就是我们非常害怕的心梗、脑梗。

急性脑梗发作的表现

脑梗发作主要表现有：突然昏倒、不省人事、口眼歪斜、失语、半身不遂、头痛、呕吐等。

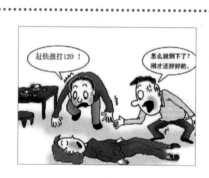

急性心梗发作的表现

急性心梗发作时，主要的表现就是疼痛，这又分为典型疼痛表现和不典型疼痛表现。

典型心梗的疼痛主要以心前区压榨性的疼痛为主要表现。心前区就是心脏的体表投影位置，也就是我们平常说的左胸口。

不典型心梗的疼痛部位比较多，有的人疼痛位置在上腹部，容易被误认为胃痛。还有的人疼痛部位在右胸、颈部、下颌、牙齿等部位，如果疼痛发生在下颌和牙齿部位，容易被当成牙疼而忽视。甚至有的人还会发生在头部、下肢、大腿甚至脚趾等部位。

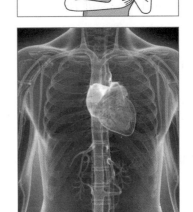

另外，还有大约20%的心梗发作没有疼痛表现，只有其他一些症状，这尤其要引起重视。

除了以上疼痛症状，急性心肌梗死发作时还会有面色苍白、极度胸闷、呼吸困难、口唇发紫、恶心呕吐、濒死感，大汗或冷汗淋漓，以及烦躁不安或神情淡漠等表现。

斑块形成是长期的过程

前面我们也提到过，人体内的血管斑块不是短期形成的。一般人从二三十岁起，血液中的油脂垃圾就开始在血管壁上沉积，形成动脉粥样硬化斑块，使血管逐渐狭窄。

在血管逐渐狭窄的过程中，全身的血液循环会受到一些影响，很

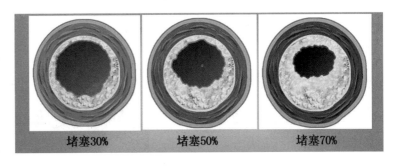

堵塞30%　　　　堵塞50%　　　　堵塞70%

多中年人觉得体力和精力下降，记忆力大不如前，这和血管狭窄有很大关系。但是，这些症状一般都会被我们忽略。

随着年龄的增长，血管动脉粥样硬化会进一步发展，当心脏和大脑的血管狭窄到一定程度时，就会出现一些心脑血管疾病的早期症状，如胸闷、心慌、气短、失眠、头晕、头痛等。当心脏的冠状动脉血管狭窄非常严重时，还会出现典型心绞痛。

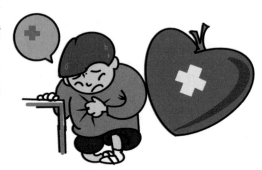

在此，我们郑重提醒大家，动脉粥样硬化斑块的形成是一个长期过程。对于斑块问题，一定要早重视、早预防，才能有效预防心脑血管疾病的发生。

如何检查血管斑块

检查血管斑块，最常用的方法是颈动脉超声检测，也叫颈动脉彩超。它是一种无创伤的检测方法，能够清晰地看到斑块的大小和部位，以及血管的狭窄程度，还能判断斑块是容易脱落的不稳定斑块，还是稳定斑块。

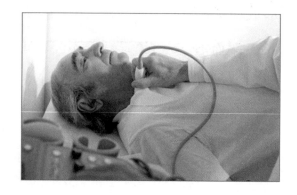

检查颈动脉斑块的目的有两个

第一，提前发现脑梗的发病风险，这也是检查颈动脉斑块的主要目的。

颈动脉是给大脑供血的，颈动脉如果有不稳定斑块，一旦脱落，很容易进入大脑，堵塞脑血管，造成脑梗。所以，要检查颈动脉斑块，并且要定期检查，因为很多不稳定斑块，往往几个月就可以形成，不要认为以前做过检查，就觉得可以高枕无忧了。

第二，预测全身血管健康状况。

脂代谢异常导致的血管斑块形成

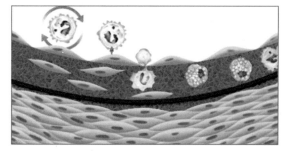

是全身性的，因此通过观察颈动脉彩超检测到的颈动脉血管状况，就可以预测全身血管健康情况，尤其是心脏和大脑的血管状况。

另外，还有一种无创伤的检测方法叫经颅多普勒，它一般是协助颈动脉彩超的。经颅多普勒可以检查颅内，也就是脑血管的狭窄、硬化等病变。

除了以上两种方法外，通过X线动脉造影检查、CT血管造影，以及核磁共振血管造影，也都可以进一步检查斑块和动脉粥样硬化，这是更复杂的检测，我们不做详细介绍，听医生的就可以了。

12个危险信号: 我们离心梗、脑梗有多远

心脑血管疾病最严重的后果是突发心梗、脑梗，而心梗、脑梗的悲剧，不会毫无征兆地降临到我们身上。在发生心梗、脑梗的人群当中，大多数人都有早期预警信号。如果出现预警信号时，能采取积极的措施，就能有效避免心梗、脑梗发生。在这里，我们总结了心脑血管疾病发病的12个早期危险信号，请大家对照自身，看是否有相似情况出现。

1. 经常性头痛、头晕、耳鸣、脑鸣、嗜睡或失眠，这是长期脑供血不足造成的；

2. 经常有心慌、胸闷、气短等症状，这是长期心脏供血不足、心肌缺血造成的；

3. 经常有记忆力减退、近事健忘、反应迟钝，这是脑血管狭窄，长期供血不足造成的血管性痴呆的表现；

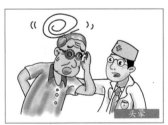
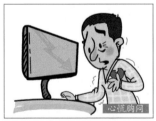
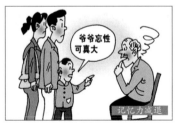

4. 出现老年环、睑黄瘤、老年斑，这是脂代谢异常，血液中过多的脂质沉积在皮肤的表现；

5. 有时候视力突然很模糊、视物不清，这是眼底动脉硬化，血管狭窄导致眼底供血不足造成的；

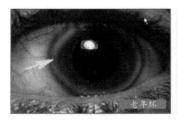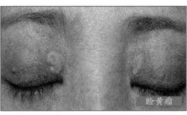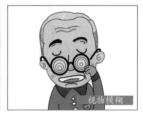

6. 饱餐、劳累、情绪激动、天气太热或者天气寒冷时，心前区不舒服，甚至感到疼痛，服用硝酸甘油有效，这是心脏冠状动脉狭窄，进而突然缺血加重引起的心绞痛；

7. 心律失常、早搏或者突然心前区"怦怦"地跳，有的人说能听到心跳的声音，这是心脏功能紊乱，主要原因和长期心肌缺血有关系；

8. 有时候突然感觉到非常的疲劳，眼皮都不想抬，有种说不上来的难受，这是心脏功能紊乱导致全身供血不足的表现；

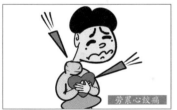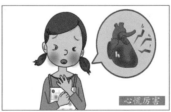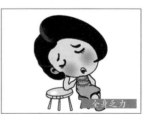

9. 长期双腿沉重、发胀甚至有水肿，这是心脏功能紊乱、收缩无力，血液回流慢造成的；

10. 有时晚上睡觉突然憋醒，要坐起来一会儿，这是心脏功能衰弱导致的肺淤血；

11. 有时一过性黑蒙，就是突然一下子眼前一黑，这有可能是脑血管极度狭窄，血流突然中断造成的；

12. 动作不协调，吃饭掉筷子，突然跌跤或者一侧肌体麻木或无力，这是典型的小中风。

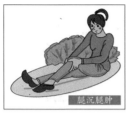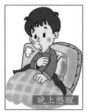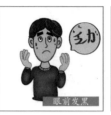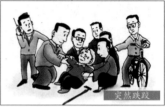

在这里我们需要特别强调，上述有关心脑血管疾病的 12 个危险信号，并不是全部出现时才有危险。而是出现一两种以上症状时，就应该引起我们的重视，并采取积极的预防措施，以免发生心梗、脑梗这类恶性事件，造成不可挽回的健康损失。

小知识

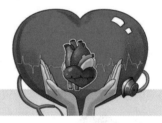

 吸烟与心脑健康

我们平常对吸烟的认识是，吸烟对肺不好，对气管、支气管不好，吸烟会致癌，等等。其实，吸烟对心脑健康的危害，也是不容忽视的。

科学研究发现，烟雾中的一氧化碳进入血管后，会造成血管内皮细胞缺氧，内皮细胞缺氧会坏死，导致血管内皮受损，这样血液当中的胆固醇，就很容易沉积在血管壁上，形成斑块。

另外，烟里面的尼古丁还会使血液黏稠度增加，从而增加心梗、脑梗的风险。

关注心脏的节律

心脏的节律是指心脏跳动的节奏，医学上称作心律。它和我们平常所说的心率是有区别的，心率是指每分钟心脏跳动多少下，而心律是指心脏的跳动节奏。如果心脏的节律出现问题，有可能会引起很严重的后果，而这往往容易被大家忽略。本篇将带大家一起关注心脏的节律，帮助我们更好地保护心脏健康。

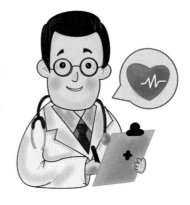

什么是窦性心律

在我们心脏上有一个部位叫窦房结，它是心脏的司令部。由窦房结持续发出电流脉冲，刺激整个心脏收缩，从而产生节律，这样的心律被称作窦性心律。以后大家要是看到医院的检查单上，写着窦性心律，我们就知道了，这是指正常的心律。

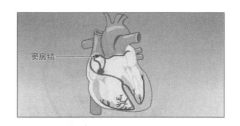

窦房结

什么是心律失常

心脏节律出现问题，在医学上被称作心律失常。我们平常听到的窦性心动过缓、窦性心律不齐、房性期前收缩、房室传导阻滞、窦房传导阻滞、房颤、室颤、房性心动过速、阵发性室上性心动过速等，这些专业病名都属于心律失常。

我们平常还经常听到一个病名叫心律不齐，它和心律失常有什么区别呢？其实，心律失常包括心律不齐。心律不齐应该是窦性心律不齐，是心脏跳动忽快忽慢的一种节律异常状态。

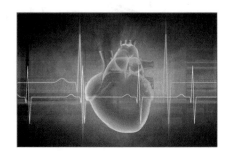

单纯的心律失常往往是由于精神紧张、大量吸烟、饮酒、喝浓茶、喝咖啡，以及过度疲劳、严重失眠等引起的。另外，有一些药物也会引起单纯性的心律失常。

还有一类人群的心律失常，和长期冠状动脉供血不足有关系，长期冠状动脉供血不足引起心肌缺血，心脏的传导系统缺血就会出现传导失常造成心律失常。

心律失常的三种常见类型

第一种是心动过速，也就是心脏跳动过快。正常人的心脏跳动，每分钟是在 60～100 次之间，如果大于 100 次就是心动过速。心

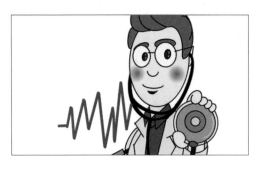

动过速会使心脏收缩不完全，导致全身供血不足，出现浑身没劲儿、心慌、头晕等症状。

其实，如果没有一些因素刺激和影响的话，一般这种心跳超过 100 次的情况并不多见。但是如果出现就一定要高度重视，这是心脏功能严重受损的结果。

还有一种心动过速的情况更常见，具体表现为平常心跳没有超出 100 次，但是受到一些外界因素影响后，比如劳累、情绪激动，

或者是听到刺激的声响等，这时心跳会突然加快。这种情况也是心脏出问题的表现。

我们正常的心脏，遇到一些刺激都会加快，比如运动的时候，还有激动的时候，包括喝酒、喝茶、喝咖啡的时候都会加快，但这是逐渐加快的，是正常的现象。

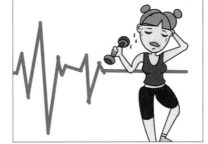

如果心脏有问题，再加上劳累、情绪激动的影响，这时心跳会突然一下子加快，并且伴随一些不舒服的症状。甚至有的人，在安静的状态下，听到电话的响声，还有关门声，也会突然心跳加快，这是心脏功能严重受损的表现。

第二种类型是心动过缓。这其实很好理解，就是心脏跳动太慢了。严重的心动过缓，会有生命危险，这时需要安装起搏器来维持。

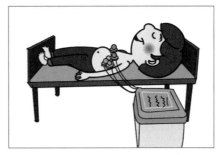

第三种类型是心脏跳动的节律发生紊乱，不能按照正常的节奏来跳动，最常见的一种表现就是早搏。我们摸自己的脉搏时，如果脉搏跳着跳着突然停一下，那就是早搏，老百姓也把它叫作偷停。

心律失常危害大

心律失常的危害很多，我们在这里要重点强调心律失常对冠心病的影响。长期心律失常会导致心脏的泵血功能出现问题，进而影响心脏的供血，引起冠状动脉供血不足。可以说，心律失常既是冠心病的并发症，也反过来影响并加重冠心病。

还有，心律失常还会影响全身的供血，导致脑供血不足、肾动脉供血不足等。

此外，心律失常还有一个更严重的后果，它会导致猝死。尤其是冠心病并发心律失常的人群，发生猝死的风险更大，一定要警惕。

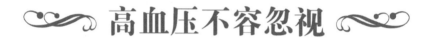

高血压不容忽视

在现代社会，高血压是非常常见的一种疾病，它和心脑血管疾病关系密切，控制好我们的血压，对预防心脑血管疾病非常重要。但是，我们大多数人对于高血压的了解并不多，因此也导致重视程度不够。我们先给大家介绍一下，高血压的五个常见危害。

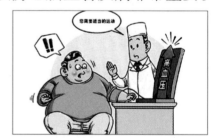

高血压五大危害

第一个危害是脑出血。长期的高血压会使动脉硬化、变脆，就像旧的自行车胎一样，很容易爆胎，脑出血就是最常见的一种后果。

第二个危害是心衰。当我们长期高血压时，心脏所承受的压力负担很重，心脏会增厚变大，心脏收缩力下降，这就是心衰。

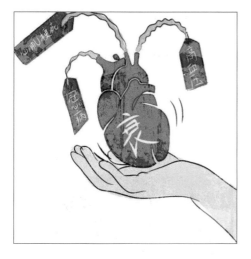

早期心衰的表现有腿发沉、腿肿、容易疲劳，稍微活动一下或者干活多一点就会非常累，喘不上气。心衰后期的表现主要是夜间阵发性呼吸困难，睡觉会憋醒，有的人甚至不能平卧，只能斜靠在床头睡觉，非常痛苦。

第三个危害是肾功能衰竭。在临床上，大多数的肾病患者都有高血压，高血压会损伤肾脏，引起肾纤维化甚至坏死。请大家注意，高血压引起的肾病，早期表现为，夜尿多、小便泡沫多、早上起来眼皮肿，还有胃口差、恶心、腰酸背痛等。后期会发生尿毒症，到了尿毒症阶段的话，只能透析治疗或者换肾。

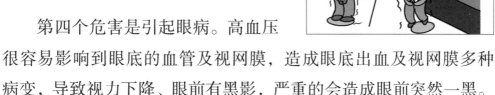

第四个危害是引起眼病。高血压很容易影响到眼底的血管及视网膜，造成眼底出血及视网膜多种病变，导致视力下降、眼前有黑影，严重的会造成眼前突然一黑。

第五个危害是造成动脉硬化。这是高血压最重要的病理改变，并且，高血压与动脉硬化是互为因果的。很多高血压病人服用的降压药，为什么难停药，甚至需要终身服药，就是因为这些降压药物以扩血管为主，反复扩血管会加重动脉硬化，动脉硬化又引起血压升高，互为因果，导致用药剂量越来越大。

血压控制一定要达标

血压的正常范围是多少呢？我们以前很多人都认为是140/90mmHg，这也是以往临床上普遍应用的参考标准。但是2017年11月的央视新闻报道，美国心脏协会和美国心脏病学会，联合发布了最新的标准是130/80mmHg。

其实，不要说最新的标准了，就是按照原来的140/90mmHg这个标准衡量，我们很多高血压患者都没有控制在标准范围之内。因此我们提醒大家，针对高血压，一定要把血压控制在正常范围内，这一点非常重要。

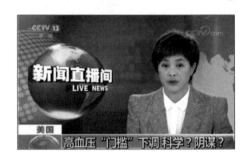

血压控制的两个要点

想要把血压控制好，我们在这里给大家总结了两个要点。

第一，要经常监测血压，因为血压升高很危险，尤其是有可能造成脑出血，所以要经常监测并养成习惯。

第二，要科学服用降压药，所谓科学服用的意思是必须在医生的指导下服用，不可擅自停药或改用其他降压药。

另外，前面我们也提到了，动脉硬化与高血压的关系，如果能够想办法改善动脉硬化问题，对于控制血压来说有更加重要的意义。

小知识

如何正确监测血压

在很多人看来，量血压非常简单，但是事实并非如此，我们在此给大家详细介绍一下监测血压的一些要点，请大家记住。

刚开始监测血压，一定要左右两臂都测量，并且每天在同一个时间连续测量3~5天。以后，只要固定测量一只手臂就行了。

每次量血压前，作为被测量的人要做好准备工作，我们总结了四点注意事项：1. 不能着急紧张，不管有多重要的事情，先把血压量准了；2. 不能吸烟；3. 不能憋尿；4. 不能跷二郎腿。

测量血压五点提示

第一，先检查血压计，方法是在打开袖带阀门时，把袖带里面的空气全部挤掉，然后看一下水银柱，如果在0刻度上的话，说明血压计没问题。

第二，正确缠袖带，袖带缠在上臂的时候，下缘应该距离肘窝2~3cm，松紧程度要能容纳两个手指，不能太紧。

第三，要确定听诊的位置，要用手指头触摸肱动脉的跳动位置，然后在这个位置听诊。不要把听诊器的听筒放在袖带底下，这样测量的血压是不准的，很多人都经常犯这个错误。

第四，充气过程要快，放气的时候要慢，争取一次测量准确。

第五，如果一次测量没听准，不要反复充气、放气。要让被测量的人放松几分钟再量，要不然测量的结果就可能不准了。

警惕低灌注脑梗死

低灌注脑梗死，是一种特殊类型的脑中风。我们平常认为脑梗是由于血栓形成导致的，但是这种低灌注脑梗死，不是因为血栓造成的，它的发病原因容易被忽视。并且，低灌注脑梗死发病率很高，所以，我们有必要普及一下相关的知识。

威利斯环与低灌注脑梗死

首先给大家普及一个专业名词，叫威利斯环。

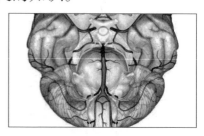

我们人体脑部的血液供应主要依靠四根血管，分别是左右两侧的椎动脉，和左右两侧的颈内动脉。这四根血管进入大脑后，先组成一个大脑动脉环，叫作威利斯环，以此为大脑提供充足的血液。

威利斯环的作用在于，如果供应脑部的其中一个血管堵塞非常严重，其他三根血管的血液，通过威利斯环可以为大脑正常供应血液，不会轻易发生脑中风。

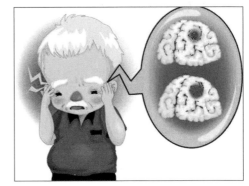

低灌注脑梗死的发生与这个威利斯环关系密切，主要是因为血压过低，导致威利斯环的血流量大大减少，医学术语叫灌注量减少，从而发生脑梗死。

低灌注脑梗死四个发病原因

低灌注脑梗死经常发生在高血压病人身上，它的发病原因主要有四个。

第一，是血压降得太低。

很多高血压患者，都认为血压降得越低越安全，其实这是错误的认识。血压太低的话，就会导致大脑的威利斯环血流大大减少，从而发生低灌注脑梗死。

第二，血压降得太快。

这又是一个很多人经常犯的错误，当我们患上高血压时，总是想赶快把血压降下来，恨不得当天就能降到正常范围，这是错误的认识。血压要逐渐降，降得太快有危险，容易发生低灌注脑梗死。

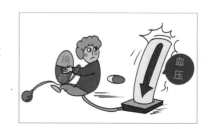

特别提示：

　　我们介绍的前两个原因都与错误服用降压药有关系。高血压病人往往想赶快降血压，降得越低越好，因此有的人就擅自增加剂量，或者擅自改用其他降压药，这是错误的做法，很危险的做法，降压药一定要在医生指导下服用。

第三，体液大量丢失。

造成我们体液大量丢失的原因很多，比如感冒发烧出汗多了，过量运动忘记喝水了等。体液丢失会引起血压快速下降，容易导致低灌注脑梗死。

第四，温差大。

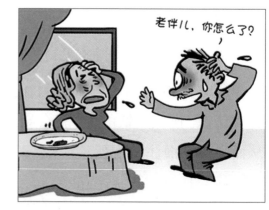

在季节交替的时候，由于昼夜温差很大，容易引起血压忽高忽低。当血压过低时，常常会发生低灌注脑梗死。因此提醒大家，季节交替的时候一定要注意防寒保暖，不仅为了预防感冒，还可以预防脑梗。

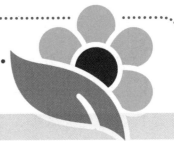

小知识

候鸟式人群小心低灌注脑梗死

现在很多居住在北方的人，到了冬天就去南方生活，我们把这称作候鸟式人群。候鸟式人群冬天去南方，从冰天雪地的地方一下子到了温暖的地方，由于温差变化太大，容易导致血压过低，发生低灌注脑梗死。对此，大家一定要警惕。

怎么办呢？我们建议去了南方之后，在一到两周之内，要随时监测血压，如果血压太低，赶紧找医生调整降压药，必要时可以住院观察。

心脑血管疾病
预防保健的关键

前面我们讲到，心脑血管疾病预防大于治疗，那如何来预防呢？我们分两个级别来为大家介绍一下预防保健的关键。[1]

针对健康人群

对于健康人群来说，预防心脑血管疾病的要点，主要是改变不良的生活方式。我们可以牢记《维多利亚宣言》所提出的健康四大基石。

1992年，世界卫生组织在加拿大维多利亚市，召开国际心脏健康会议，会议讨论的焦点问题是，科学进步怎样才能很好地为普通民众的健康服务，在会议当中提出，一定要在科学知识和民众健康之间，架起一座金桥，并发表了《维多利亚宣言》。

《维多利亚宣言》提出的健康金桥有四大基石，也就是我们经常听到的：合理膳食，适量运动，戒烟限酒，心理平衡。其实，这四大基石不仅仅适用于心脑血管疾病的预防保健，对健康人群来说，这也是我们养生保健的起点。

合理膳食

请大家注意，合理膳食不等于天天吃素，合理膳食的重点是营养均衡，我们在这里提出"三减一增"的方案，方便大家记住并遵循。

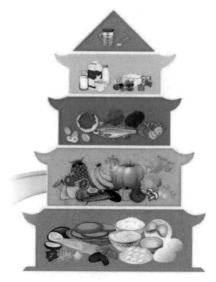

"三减"包括三个方面：减少膳食总热量，也就是控制碳水化合物（米面主食）的量；减少脂肪的摄入，这里包括少吃肉和少放油；减少钠盐的摄入，钠盐摄入多少呢？我们参考中国营养学会推荐的标准，每天6g盐。

大量的医学研究已经证实，钠盐过量与高血压及心脑血管疾病有密切关系，我们国家普遍钠盐摄入过量（平均是10.5g），特别是北方地区，饮食口味偏咸，钠盐摄入过量极为严重。

"一增"指的是增加粗粮、蔬菜和水果等食物，这可以补充膳食纤维、维生素、矿物质等，这是我们现代人普遍缺乏的一些营养素。

适量运动

适量运动的要点是要以有氧运动为主，比如快走、慢跑、骑车等。

运动能够增加热量和脂肪的消耗，对预防高血脂、糖尿病都有很大作用。运动还具有改善心肺功能、增加血管弹性、调节血压等作用。因此，运动对于我们的养生保健，尤其是心脑血管疾病的预防，有重要意义。

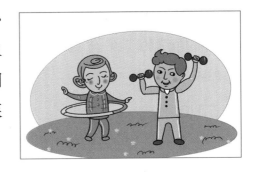

戒烟限酒

大量的研究表明，无论主动吸烟或是被动吸入二手烟，吸烟的量和心脑血管病、肿瘤或慢性呼吸道疾病的发病，都有直接关系。因此戒烟势在必行，并且无论什么时候戒烟都不晚，都会让自己的健康受益。

关于喝酒对健康的危害，目前医学研究已经明确了，喝酒与200多种健康问题有关，尤其是喝酒会导致高血压、房颤及脑出血等心脑血管疾病的发病风险增加。

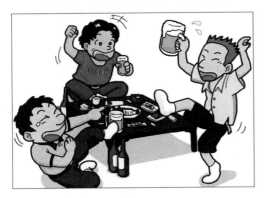

饮酒多少合适呢？很多养生专家都推荐，不要超过2两

白酒，其实这个标准是错误的。我们查阅了大量的资料发现，"2两白酒"的说法来源于酒精肝的国际诊断标准：如果每天摄入酒精40g，5~10年，90%以上的人都会出现酒精性脂肪肝。"酒精40g"就约等于2两白酒。

世界卫生组织早在1995年就声明"少量饮酒有益健康"无科学依据。

2018年8月23日，《柳叶刀》发布研究报告指出：酒精根本不存在所谓的"安全摄入量"，无论摄入量高低，饮酒对身体都是有害的。

心理平衡

健康四大基石中的"心理平衡"这一点，强调了精神心理因素对健康的影响。

其实，传统中医早在2000年前就提出了"七情致病"的理论，在中医经典《黄帝内经》中详细地论述了怒、喜、忧、思、悲、恐、惊，这七种情志过度所造成的身体疾病。

现代医学对精神因素与健康的关系也做了大量的研究，已经普遍明确的结论认为，如果精神长期处于紧张、焦虑、激动、绝望等不良情绪中，可引起大脑神经和内脏器官的功能失调，从而导致很多疾病的发生，或者使已经存在的疾病加重。

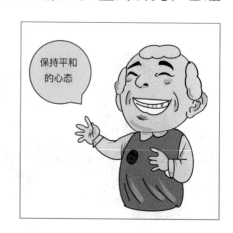

许多疾病都与精神因素有关，

比如头痛、失眠、便秘、消化不良、高血压、心脏病等。

因此，世界卫生组织提出的健康四大基石中，把心理平衡作为非常重要的一项。那怎样才能做到心理平衡呢？这个问题我们无法给大家标准答案。总之，我们了解了精神心理因素对健康的重要性，那接下来就需要我们每个人发挥自己生活的智慧，去积极地自我调整，让自己远离不良情绪，做个乐观、自信的人。

针对心脑血管疾病人群

如果我们已经出现了心脑血管疾病相关的病症，包括我们前面谈到的12个危险信号，或者有高血脂、高血压等典型的病理基础。此时，在进行生活方式调整的基础上，还要注意以下要点。

严格监控四个指标

这是指严格监控与心脑血管疾病有关的四个指标，分别为血压、血脂、血糖和血管斑块。

我们先说血压，受到一些因素影响，血压在很短的时间内就可能有波动。血压无论是升高还是降低，对于心脑血管疾病人群来说都非常危险，所以血压要经常监控。

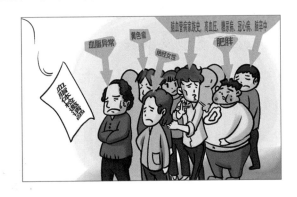

现在普遍认为，如果没有高血压的话，一个月量一次血压就可以了。如果有高血压，但是控制平稳，一周两次就行了。如果血压控制得不好，需要每天测量。其实我们建议，无论哪种情况，都可以每天量血压，这并不麻烦，只要养成习惯就可以了。

血脂监控很简单，有心脑血管相关病症的人群，尤其是有高血脂的人，每3～6个月到医院查一下血脂就行了。

血糖监控也不难，没有高血糖的人群每年检查一次就可以了。如果有高血糖或者糖尿病的话，这需要遵照医生的嘱咐，在服用相应药物的同时，配合血糖监测，在这里不多讲了。

最后再说一下斑块检测，其实前面我们已经介绍过了斑块检测的意义。在这里要重复强调一点，斑块检测也要定期进行，有心脑血管相关病症的人群，最好半年检测一次，以便随时评估血管斑块的变化及发病风险。

科学服用相关药物

心脑血管疾病的相关用药非常复杂，有降脂药、降压药、抗凝药物等，这些药物大多数都属于处方药，需要在医生的指导下服用，不可自作主张。

比如高血压患者，看身边有人用了某种降压药效果很好，就自行去购买并服用，这是错误的做法。不同的高血压人群，所患高血压的类型及病程都不一样，医生会综合考虑药物的副作用以及起到的效果，为我们选择和调整用药。作为患者绝不能自行用药，以免带来健康损害甚至危险。

中医中药综合调理

对于心脑血管疾病来说，解决问题的关键在于早期消除其发病根

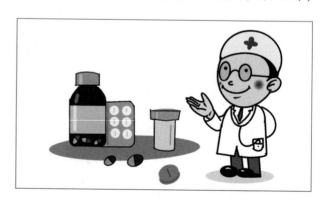

源和病理基础。通过前面的学习我们总结了一下心脑血管疾病的诸多病理基础，为了让大家清晰地了解，我们用表格来分类介绍。

纠正脂代谢异常：

饮食油腻造成的脂代谢异常是心脑血管疾病的根源，因此，心脑血管疾病预防保健的首要任务是纠正脂代谢异常。

预防斑块形成及控制斑块发展：

斑块是元凶，是引起心梗、脑梗最直接的原因，控制住了斑块的发展，也就最大程度地降低了猝死隐患。

预防动脉硬化：

动脉血管硬化会导致血管变脆、弹性降低，血管弹性降低会引起高血压，血管变脆容易破裂引起脑出血。

预防血液黏稠：

血液黏稠容易使血细胞黏附在血管壁上，形成血栓堵塞血管，是引起心梗、脑梗的重要因素，也是独立危险因素。

改善心肌缺血和脑供血不足：

长期的心肌缺血、脑供血不足会产生一系列症状，需要改善心脏和大脑的供血，以缓解和改善这些症状。

在这里还要补充一下，患有心脑血管疾病的人群，往往由于脂代谢紊乱以及长期服用西药，还会出现肝脏损伤的问题。还有，心脑血管疾病人群长期服用西药，再加上全身血液循环不好，还会出现免疫力低下等问题。

据《肿瘤瞭望》2017 年 9 月 11 日报道：在 2017 年欧洲肿瘤内科学会（ESMO）年会上，来自西班牙的研究者报道了有关缺血性卒中与罹患肿瘤关系的研究。研究表明，缺血性卒中患者癌症的发病风险差不多是一般人群的两倍。

要想解决这一系列复杂的问题和病理基础，需要考虑心脑血管疾病发病的各个环节，进行综合性的调理。在这方面中医药优势明显，这也是下一节我们要谈的重点。

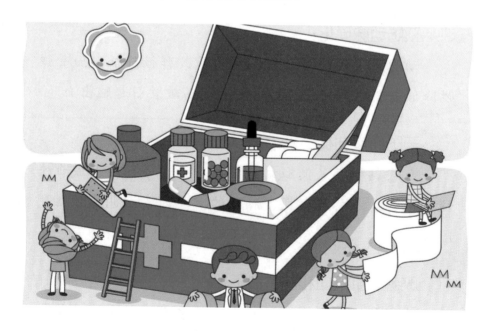

[1] 本段内容主要参考《中国心血管病防治指南 2017》和《中国脑卒中一级预防指导规范 2015》中的要点。

·第七章

中医中药与心脑血管健康

如何科学地预防心脑血管疾病？在上一节最后一篇，我们总结了心脑血管疾病的预防保健原则，其中针对心脑血管疾病人群，我们重点强调了中医中药的综合调理优势。

长期医学实践证明，西药的"靶向治疗"，在解决心脑血管疾病复杂的病理基础方面力有不逮。并且，长期使用西药带来的毒副作用，也成为影响我们健康的又一问题。而传统的中医中药通过综合调理，在预防心脑血管疾病方面，显示出了得天独厚的优势。尤其是进入21世纪以来，传统中医药与现代科技的结合，促进了中医药快速发展，中医药的价值越来越被人们看重。本章将为大家介绍适用于心脑血管养生保健的一些中药，希望为大家的日常保健提供参考。

揭开红曲的神秘面纱

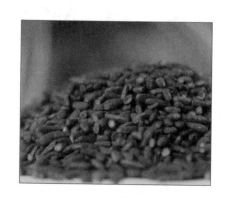

自然界里，除了我们所熟悉的动植物之外，还有一种肉眼看不见的生物，它们个体虽小，却和我们的生活息息相关，这就是神秘的微生物，红曲霉菌就是其中的一种。红曲霉菌是一种真菌，将红曲霉菌接种于大米上，经繁殖发酵形成的红色米曲被称作红曲，又称赤曲。

红曲在中国古代既是食品，也是一种中药。由于当时的科学技术所限，古人对红曲功能的研究仅仅体现在"消食活血"等方面。现代科技的发展，为我们揭开了红曲的神秘面纱，证实了红曲在心脑血管养生保健方面的价值。

2000 年前神奇的发明

我国对红曲的应用历史悠久，汉末文学家王粲曾有"瓜州红曲掺揉相半"的描写，说明当时红曲这一名称已出现。由此可见，早在汉代红曲就已在民间普及。

红曲最早是作为一种天然色素应用于食品当中，现在南方很多地区的人们做菜时，还习惯于用红曲来着色，可以使食物色泽鲜艳。尤其是炖肉时用上红曲，不但色泽好，还能去腥臊。宋代陶谷的《清异录》上就有"以红曲煮肉"的说法。我们平常见到的腐乳的红色，以及北京烤鸭表面的红色都是用红曲着色的[1]。

除了着色用途外，古人还发现了红曲的一种特殊用途，明代宋应星在《天工开物》中写道："鱼肉最腐朽物，而此物薄施涂抹，能固其质于炎暑之中，经历旬月……"意思是用红曲涂抹在鱼肉表面，即使是在夏天，也能使鱼肉十天都不会变质。这说明了红曲的抑菌效果[2]。

小知识

红曲制法，人窥造化之巧者也

《本草纲目》上记载了红曲的制法：先将粳米淘洗干净，用水浸泡一宿，然后像蒸米饭一样蒸至熟透，再加入红曲母搅拌均匀，在阴凉处堆放使其发酵，中间还要多次洒水，直到所有米都发酵成紫红色，红曲就制成了。在古代，人们对于微生物没有认识的时候，红曲的发酵过程显得非常神奇，因为最初的红曲母菌是如何得到的，这一直以来都是一个谜。因此，《本草纲目》称红曲为"人窥造化之巧者也"。

日本学者山崎百治在其著作中赞扬："只有智慧的中华民族才有高超技术培制出鲜艳的红曲。"

另外，红曲霉菌是一种耐高温、糖化能力强，又有酒精发酵力的霉菌，因此，红曲也是很好的酿酒原料。从宋代开始，红曲就被广泛应用于酿酒行业。用红曲酿造的酒被称作红曲酒，宋代邓肃的诗句"此来邂逅一笑间，夜倾闽酒赤如丹"。这里所说的闽酒就是红曲酒。至今，福建、浙江、台湾等地还在酿造红曲酒[3]。

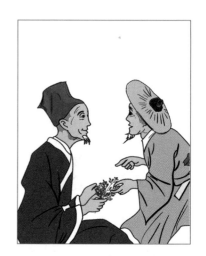

400 年前，李时珍在《本草纲目》中记载"红曲主治消食活血，健脾燥湿"，这说明最晚在明代，在我们中国就已经广泛地将红曲应用于医疗方面[4]。

远藤章与红曲

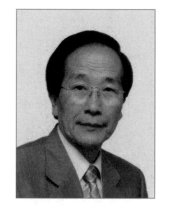

1976 年，日本科学家远藤章首次成功从橘青霉菌中，分离出一种被称作美伐他汀的物质。1979 年，远藤章又从红曲霉菌中，发现了一种被称作莫那可林 K（Monacolin-K）的物质，这种物质与之前的美伐他汀同属于他汀类物质，且莫那可林 K 的生物活性比美伐他汀更强。莫那可林 K 也就是洛伐他汀，当时很多实验研究已经证实，这种他汀类物质在降低胆固醇方面表现卓越[5]。但是，因为红曲霉菌的种类繁多，大多数红曲菌产他汀能力很低，因此这项发现未能引起人们的普遍关注。

从他汀革命到拜斯亭事件

1987 年，美国默克公司推出化学合成他汀，对治疗心脑血管疾病具有显著的效果，在全球范围内迅速推广，掀起了一场所谓的"他汀大革命"。到 90 年代，许多他汀类降脂药纷纷被开发出来，其降血脂及预防心脑血管疾病的作用也被广泛认可。

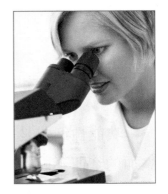

2001 年，媒体广泛报道，服用他汀类药物拜斯亭，有引起横纹肌溶解、黑尿、肾衰竭等危险，其中美国有 31 名服用者因这种药的副作用而死亡，这就是"拜斯亭"事件。

现代科技赋予红曲更强生命力

从 1979 年远藤章发现红曲中含有莫那可林 K 开始，人们一直没有停止对红曲的研究。尤其进入 21 世纪，现代科学技术的发展为红曲的研究提供了新的动力，主要体现在以下几个方面。

一是可以筛选单一的菌种。古代制红曲所用的菌种是很多种红曲菌的混合，甚至还有一些有害菌存在，无法保证红曲发酵后的成分。现代人们所用的红曲菌都是经过筛选的单一菌株，这样发酵的成分确切可控。比如可以筛选产莫那可林 K 能力强的菌株，这样就能确保红曲中莫那可林 K 的含量。

二是可以优选培育菌种。利用现代的诱变培育技术，使红曲菌种不断改进，进一步提高了红曲中有效成分的含量。

三是培育发酵的过程科学。古代的红曲发酵过程全凭经验，

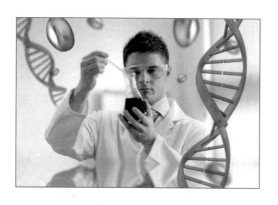

发酵期间的温度、湿度、光照等自然条件不容易控制，其质量也不可控。现代的红曲发酵过程采用科学的管理，其发酵培育过程可控，这样就能确保质量。

功能性红曲现代研究

功能性红曲是指以医疗保健为目的而生产的红曲。与食品中添加的红曲不同，功能性红曲是在经过现代科学技术培育，红曲中的功能性成分被不断优化、含量提高，从而满足人们医疗及养生保健的需求，这也是现代科技赋予红曲的新使命。

现代研究已经证实，红曲中的功能性成分也就是红曲霉菌的发酵产物主要是莫那可林 K 和红曲色素，此外还有 γ - 氨基丁酸、麦角固醇等[6]。目前红曲在保健食品领域的应用非常广泛，以红曲为主要成分的药物有血脂康、脂必妥、脂必泰等。

莫那可林 K

莫那可林 K 是红曲发酵产生的功能性成分中最重要的一个，因为莫那可林 K 就是我们现在通常讲的洛伐他汀，它具有明确的降血脂作用。

1985 年获得诺贝尔生理与医学奖的布朗与戈尔茨坦两位科学家，在他们的研究中，有一个重大发现，他们发现了一种胆固醇合成的限速酶，即 3 羟基 –3 甲基 – 戊二酰辅酶 A 还原酶（HMGCoA

小知识

人体内胆固醇的来源

在前面的章节中我们已经讲过，人体内过多的胆固醇会形成斑块，这是导致心脑血管疾病的根源。那我们体内过多的胆固醇是怎么产生的？现代研究已经证实，人体内胆固醇来源主要分为两方面：外源性摄入和内源性合成，其中约有1/3胆固醇来源于食物，而剩余的2/3则由肝脏合成。因此，想要有效解决胆固醇过多的问题，除了控制饮食之外，更重要的是限制体内胆固醇的合成。

说起胆固醇的合成与代谢，在这里我们必须要提到科学上的两次重大发现（前面章节讲过）。

1964年，诺贝尔生理或医学奖授予了美国哈佛大学的布洛赫和德国生物化学家费奥多尔·吕南两位科学家，因为他们发现了胆固醇的代谢机理和调控作用。

1985年，诺贝尔生理或医学奖授予了美国的布朗与戈尔茨坦两位科学家，原因是他们在胆固醇代谢的调控方面，以及胆固醇与动脉硬化的关系方面有新发现。

如果说胆固醇是我们心脑健康的敌人，要想战胜这个敌人就一定要了解它。正是这两次重大发现，让人们对胆固醇有了深入了解，进而涌现出许多控制胆固醇的方法。

还原酶），这种酶决定了我们体内胆固醇合成的速度[7]。

前面我们讲到莫纳可林 K 的降血脂作用，就是表现在莫纳可林 K 能够竞争性抑制 HMGCoA 还原酶的作用，从而有效减少体内

小知识

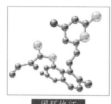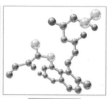

闭环他汀　　　开环他汀

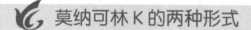

莫纳可林 K 的两种形式

莫纳可林 K 有内酯式和 β－羟基酸式两种结构。这两种状态的莫纳可林 K 在一定条件下可以相互转化。

常见的化学合成药洛伐他汀为内酯型莫纳可林 K。因为 β－羟基酸式莫纳可林 K 的结构和 HMGCoA 还原酶的结构更相似，更容易起到竞争抑制的作用。而内酯式莫纳可林 K 需在体内水解成 β－羟基酸式来发挥作用，水解过程需要消耗体内的羟基酯酶，这样就会增加肝肾负担。

天然红曲中的莫纳可林 K 是 β－羟基酸式结构的，可以直接发挥抑制胆固醇合成的作用。并且，有研究显示，红曲中的莫纳可林 K 其活性较内酯式高约一倍。

另外，莫纳可林 K 在限制胆固醇合成的同时，还能提高 HDL 的水平，这是化学他汀做不到的。

胆固醇合成[8]，这也是他汀类药物主要的作用机理。

红曲色素

红曲色素是一种由微生物发酵所产生的天然色素，具有天然、安全等特点。红曲色素是红曲霉菌代谢过程中所产生的一系列聚酮类化合物的混合物，构成成分比较复杂。当使用不同的红曲霉菌，以及不同的培养基和发酵条件时，所产生的色素组成也有很大的差异。

红曲色素中被确定结构且广为人知的有三类，分别是红色素、橙色素、黄色素，红曲色素除了可以用作食品着色外还有很多功效。例如红曲黄素已经被证明可以防止化学品导致的肝损伤，以及抗癌作用。红曲黄素还具有降胆固醇的活性，且不仅可以降低 TC 和 LDL，同时还可以提高体内 HDL 的水平，且不会引起副作用[9]。

γ - 氨基丁酸

是一种非蛋白质组成成分的天然氨基酸，也是一种神经性抑制递质。具有降血压、延缓衰老、增强脑活力及改善更年期综合征等功效[10]。

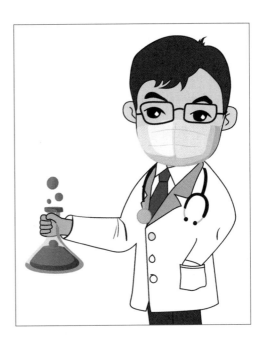

麦角固醇

是维生素 D 的前体物之一，经过紫外线照射后可以转化为维生素 D。维生素 D 可以防治婴幼儿佝偻病，也可以促进孕妇和老年人对钙磷的吸收[11]。

除上述功能成分外，红曲霉菌还可以产生超氧化物歧化酶（SOD）、核糖核酸酶、α-半乳糖苷酶等，其中的超氧化物歧化酶使红曲具有抗氧化的功效[12]。

【红曲篇参考文献】

[1][2] 远藤章.关于红曲和红曲菌的历史和最近动向 [J]. 四川食品与发酵,1994,(4):52-58.

[3][4] 杨洋，陈冬，达文燕，孔维宝，牛世全.红曲、红曲霉和红曲色素 [J]. 生物学通报,2017,52(7):1-3.

[5] 王玲，吴军林，吴清平.红曲降血脂功能的研究及应用概况 [J]. 食品工业科技,2014,35(08):387-393.

[6] 巩健，樊庆鲁.红曲菌主要代谢产物检测方法研究进展 [J]. 中国调味品,2017,42(3):166-171.

[7] 丁玄宙，童坦君.1985 年诺贝尔生理学或医学奖——胆固醇新陈代谢的规律及临床价值 [J]. 生理科学进展,1986,17(1):82-83.

[8] 巩健，樊庆鲁.红曲菌主要代谢产物检测方法研究进展 [J]. 中国调味品,2017,42(3):166-171.

[9]-[12] 高雅娟.红曲中非他汀物质降血脂机理的初步研究 [D]. 天津：天津科技大学,2016.

活血化瘀 妙用三七

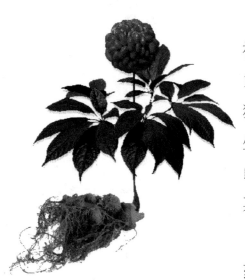

三七又称田七，有"南国神草"的美誉，适宜生长在海拔1200~2000米、北纬23.5°左右的狭窄地带，即低维度、高海拔的生长环境。三七主产地为云南文山，明代著名的药学家李时珍称其为"金不换"。

三七作为一种活血化瘀的中药，在中医药中应用非常广泛。尤其对于心脑血管疾病来说，三七的活血化瘀作用意义更加重大，应用也更加广泛，本篇将重点为大家详细介绍。

三七的由来

三七是由西南边陲传入中原地区的一种名贵中药。历史上普遍认为，三七首次被收载入内地的著作，是明代李时珍的《本草纲目》。其中有"此药近时始出南人军中，用为金疮要药，云有奇功"的描述。由此判断，至少在明代，三七就已经传入中原[1]。

从跌打损伤到内科病

中医认为，三七的主要作用是活血化瘀，且有止血作用，最

小知识

 三七的故事

关于三七这个名称的由来，有一个动人的传说。很久以前，有兄弟俩人一起生活，哥哥行医看病，弟弟游手好闲。有一天，弟弟突然得了急症，七窍出血。哥哥得知后，急忙刨了一棵草药煎汤给弟弟服下，不几日霍然痊愈。弟弟问用的什么药，哥哥告诉他是祖传的止血草药。后来弟弟向哥哥要了一些草药小苗，栽在自家园子里。

有一天，邻村有家财主的儿子也得了出血病，弟弟听说后，就把种在自家园子里的那种草药，给财主的儿子煎汤喝了。几天后，不但没治好病，人还死了。财主告到县衙，弟弟被抓了起来。哥哥得知后，急忙前去申诉，他说这并不是弟弟的过错，这种草药确实是止血药，只不过弟弟用的药才生长了一年，还没有药性，须生长三到七年方可使用。

后来，这件事轰动了乡里。为了提高老百姓的警惕，人们就给这种草药起名叫三七，意思是生长三至七年才可以使用，此时的药效最佳[2]。

早用于伤科，名扬中外的云南白药，其主要成分就是三七。《本草纲目》记载三七："凡杖扑伤损，瘀血淋漓者，随即嚼烂罨之即止，青肿者即消散。"并且，三七还有止血不留瘀、活血不伤正的特性，为中医活血化瘀要药[3]。

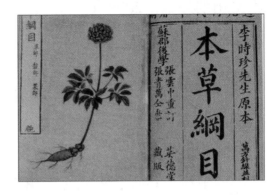

在古代中医理论中，活血化瘀作为一种治病法则，主要是用于外科跌打损伤类病症[4]。清代名医王清任开创了用活血化瘀法治疗内科病，尤其是"心痹"和"脑卒中"。由此开始，三七的应用更加广泛。

由于三七同为人参属植物，其药物活性高于人参，也被称作"参中之王"。《本草纲目拾遗》中记载："人参补气第一，三七补血第一，味同而功亦等，为中药之最珍贵者。"[5]

三七之乡，地理标志

根据国家市场监督管理总局的规定，地理标志产品，是指产自特定地域的产品，其产品所具有的质量、声誉或其他特性，在本质上取决于该产地的自然因素和人文因素，经审核批准以地理名称进行命名的产品。

云南文山是三七的主产地，这是由文山得天独厚的地理位置和光、热、水、土、气等条件所决定的。自古以来文山出产的三七品质好、效果佳，中药道地药材中所说的"云三七"即指云南文山的三七。2008 年，文山三七以其产地优势被评定为地理标志产品。

名贵中药，名副其实

说到名贵中药，在大多数人的印象中会首先出现人参、鹿茸之类的中药，其实，三七与之相比更加珍贵。

前面我们介绍了三七名称的由来，是因为生长三到七年才能成熟，这说明三七的生长周期很长，因此，种植三七的成本非常高。而且，三七的生长条件也很严苛，必须在低纬度、高海拔地区。目前，能够种植三七的地方很少，云南文山是主产地[6]。

另外，三七在种植时还有一个很大难题，农业上叫"连作障碍"[7]。即三七种植一茬后，在 3～5 年内不能在同一土壤上再种植三七。原本生长周期就长，再加上这种连作障碍，导致三七的产量一直非常稀少，价格昂贵，是名副其实的名贵中药。

小知识

"三七热"与冷思考

进入 21 世纪，随着传统中医文化的兴起，中医药养生保健也备受追捧，并逐渐发展为一种热潮，"三七热"便是这股热潮中的一支。近年来，很多人开始服用三七来养生保健。在此，我们提醒大家，要理智对待，不可盲目跟风，尤其要在以下两个方面注意，不要陷入误区。

其一，不要轻信"野生三七"。有一些商家打着野生三七的幌子，欺骗顾客谋利。实际上，目前市场上能够买到的三七，都是人工种植的。三七的种植历史非常久远，清道光年间，云南巡抚吴其浚在写作《植物名实图考》一书时，在一封信札中说，三七"盖皆种生，非野卉也……"还有"土司利之，亦勤栽培"的描述。这是作为文字记载，对人工栽培三七的最早证明。据此推算，三七的栽培至少有两百多年的历史了。

根据我们查证的资料来看，目前还没有确切的证据显示有野生三七的存在，因此，商家所说的"野生三七"都是假的。这些假的"野生三七"有的是将没有修剪的种植三七拿来冒充，有的是其他相似的植物，请大家谨防上当。

其二，三七打粉不可盲目使用。三七打成粉吃是目前比较流行的方法，甚至有的养生节目中也极力推荐此法。在这里我们提醒大家，不要盲目跟风。2019年4月《生命时报》有一篇文章，专门介绍了中药打粉的问题。

实际上，使用中药最好的方法是煎煮，经过煎煮而成的汤剂有利

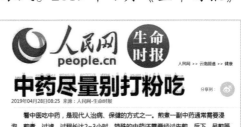

于人体吸收。直接打成粉，等于把药物的分解提取过程都交给了胃，这样不仅不容易吸收，还会加重胃肠的负担。所以，除非是医生特意交代我们将某种中药打粉服用，其他情况下不要随意、盲目跟风。

矿井中的发现

21世纪初，在云南文山的一个银矿上，当地挖矿井的工人，挖到地下300m的时候，跟古代的一个矿井挖通了。经过考察，发现这是300多年以前的一个矿井。

现代人很难想象，古人怎么会挖这么深呢？因为挖到地下300m，缺氧的问题很难解决。古人没有氧气瓶、鼓风机这些现代设备，在这么深的井下工作，是怎么解决缺氧问题的呢？

为了解开这个谜题，专家们翻阅当地的文山县志，并结合现代医学研究，终于找到了答案。原来，这些挖矿的工人长年服用当地出产的一种药材，这种药材就是三七。三七有一个独特的作用，它能够提高心脏对缺氧环境的耐受力，这是现代医学的研究结论。也正因为此，那些古代的工人才能在300m深的井下正常作业。

三七现代研究

根据现代的药理研究，三七主要的药理成分为三七总皂苷和三七素。在医药领域，三七主要应用于心脑血管疾病的治疗[8]，以三七为主要成分的常见药物有血塞通、三七通舒胶囊、山海丹等。在保健食品领域，近年来三七的应用则更加广泛。

三七总皂苷（PNS）

三七总皂苷是三七的主要有效活性成分[9]，在心脑血管疾病方面的作用主要表现在以下几个方面。

1. 清理体内油脂垃圾

三七总皂苷是一种天然的表面活性剂，具有亲脂和亲水双重特性，在消化道内同脂类结合形成不易吸收的物质，阻止油脂在肠道被吸收[10]，这对于降低胆固醇和甘油三酯都有重要意义，因为体内大部分的甘油三酯和小部分的胆固醇，都是从食物中吸收进入血液的。

2. 抑制动脉粥样硬化斑块的形成

在前面的介绍中我们已经了解到，动脉粥样硬化斑块是众多心血管疾病发生的病理基础和关键因素。而斑块形成有两个必要条件，一是血液中产生多余的胆固醇，二是血管内皮损伤，胆固醇容易黏附在血管壁上。三七总皂苷能够保护血管内膜，防止脂质在血管壁沉积，从而抑制动脉粥样硬化斑块的形成[11]。

3. 改善心肌缺血和脑供血不足

心脑血管疾病的各种日常病症，如胸闷、心慌、气短、乏力、头晕、头疼等，都和心肌缺血和脑供血不足有关。三七总皂苷能够改善心肌缺血和脑供血不足，在缓解这些症状方面作用明显[12]，这也是中医理论中三七活血化瘀作用的体现。

4. 预防血栓形成

三七总皂苷能够抗凝血、降低血液黏稠度、抑制血小板活化和聚集，从而起到预防血栓形成的作用[13]。

三七素

是从三七中分离的一种特殊氨基酸，因为最早在三七中发现，因此叫三七素。它能够促凝血、止血、增加血小板数量，这也是中医理论所讲的三七的止血作用[14]。

【三七篇参考文献】

[1][2] 黄鑫. 三七 [M]. 天津：天津科学技术出版社,2005:8~9.

[3][4] 陈光，刘超，何浩强，高嘉良，李军，邢雁伟，王阶. 含三七中成药用药规律研究 [J]. 中国实验方剂学杂志,2017,23(7):191-197.

[5] 青木子叶. 三七——神奇的南国参草 [J]. 药物与人,2008,(3):40-42.

[6][7] 孙萌，叶丽琴，张子龙. 三七连作障碍成因及其控制研究进展 [J]. 山地农业生物学报,2015,34(3):063-067.

[8] 殷昌青，邓海山，程健. 三七对血液、心脑血管和中枢神经系统的药理作用研究概述 [J]. 科技信息,2010,29:50-51.

[9] 甘雨，徐惠波，孙晓波.三七总皂苷的药理作用研究进展 [J]. 时珍国医国药 ,2007,18(05):1251–1252.

[10][11] 冯陆冰，潘西芬，孙泽玲.三七的药理作用研究进展 [J]. 中国药师 ,2008,11(10):1185–1187.

[12] 殷昌青，邓海山，程健.三七对血液、心脑血管和中枢神经系统的药理作用研究概述 [J]. 科技信息 ,2010,29:50–51.

[13] 甘雨，徐惠波，孙晓波.三七总皂苷的药理作用研究进展 [J]. 时珍国医国药 ,2007,18(5):1251–1252.

[14] 孙凤志，孙明江，吕旭潇.中药三七止血活血作用的研究进展 [J]. 医学前沿 ,2013,42(9):24–26.

补血活血紫丹参

丹参是一味常用的传统中药，它的根是紫红色的，因此又被称作紫丹参。丹参是人们最早发现的中药之一，有 2000 年以上历史 [1]。在中医经典《神农本草经》中，将丹参列为上品。

丹参是既有补血作用，又有活血作用的一味中药，是中医调理心脑血管疾病的关键药物之一。现代医学的研究，更证明了丹参对心脏疾病的独特作用，以及丹参保护肝脏的价值。

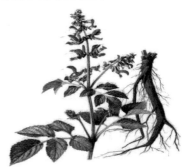

小知识

一片丹心报母恩 [2]

相传很久以前,东海岸边的一个渔村,村里住着一个叫"阿明"的青年。阿明从小丧父,与母亲相依为命。因自幼在风浪中长大,阿明练就了一身好水性。

有一年,阿明的母亲患了病,请了很多大夫都未治愈。正在阿明一筹莫展的时候,听到有人说东海中有个无名岛,岛上生长着一种蓝色花、红色根的草药,这种药能治母亲的病。

阿明听后,便决定去无名岛采药。村里的人都为阿明捏着一把汗,因为去无名岛的海路暗礁林立,去的人往往十有九死,像过"鬼门关"一样。但阿明救母心切,毅然决定前往。

在去无名岛的途中,阿明绕过了一个个暗礁,冲过了一个个激流险滩,终于闯过"鬼门关",顺利登上了无名岛,采到了这种红色根的草药。返回渔村后,阿明让母亲服用这种红根草药,母亲的病很快就痊愈了。

村里人对阿明冒死为母亲采药的事非常敬佩,都说这种草药凝结了阿明的一片丹心,便给这种红根草药取名"丹心"。后来在流传过程中,取其谐音就变成了"丹参"。

一味丹参散，功同四物汤

中医对于丹参的评价，有一句话非常深刻：一味丹参散，功同四物汤。这句话突出了丹参在补血活血方面的重要价值。

四物汤是中药方剂里一个非常著名的补血方，它包含四种中药，分别是熟地、当归、芍药、川芎。根据传统中医药理论，补血药必须配合活血药，才能发挥最好效果。四物汤药方里，既有补血药，也有活血药，并达到了补血活血的科学配伍，所以千百年来，中医治疗气血虚弱的病人，一般都用四物汤来调理[3]。

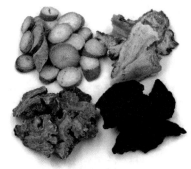

而丹参仅一味药，就能起到补血和活血相辅相成的作用，因此说"一味丹参散，功同四物汤"[3]。

滋补丹参，远离气血不足

气血不足是一种中医病证，常见于年轻女性及中老年人。尤其是老年人，由于年龄的原因，几乎每个人都有不同程度的气血不足。气血不足会导致身体脏腑功能的减退，加快衰老的过程。如果气血不足严重的话，还会引起一系列症状，比如自汗、手脚

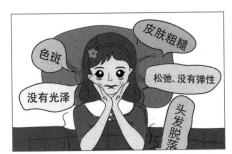

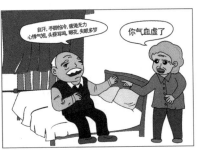

怕冷、疲倦无力、心悸气短、头晕耳鸣、失眠多梦、手脚麻木等[4]。

针对以上病症，可以用丹参来调理。参类在我国一直都是补益之品，有着悠久的使用历史。丹参是参类的一种，具有非常重要的滋补作用。尤其针对气血不足的情况，丹参不仅能够消除气血不足引起的各种症状，还能够调理脏腑功能[5]，延缓衰老[6]，是一味极好的养生保健妙药。

中医俗语称"一味丹参，气死名医"，将丹参推崇到非常高的地位，也彰显了丹参的养生保健价值。

丹参的现代研究

从古至今，丹参的应用都非常广泛，尤其是在心脑血管方面。现在临床上的很多心脑血管一线用药，都是以丹参为主要成分的。比如复方丹参滴丸、脑络通、心脑康等，还有很多丹参制成的注射剂。根据现代医学研究，丹参含有丹参酮、丹参素、丹参酸三大药理成分[7]。

丹参酮

丹参酮主要作用于心脏，它能改善心脏冠状动脉的血液循环，增加心脏供血[8]。这对于心肌缺血引起的各种病症，如胸闷、心慌、气短、心绞痛、晚上睡觉憋醒等有明显作用。并对长期心脏供血不足引起的心率失常和早搏，也有显著效果[9]。

心律失常和早搏是心脏病患者的常见症状，这是心脏功能紊乱的表现。我们每个人的心脏像一个发动机一样，一刻不停地跳动着，即使晚上睡眠时，心脏也不会停歇。心脏的跳动节律非常重要，如果节律出现问题，叫作心脏功能紊乱。心脏功能紊乱不是小事，虽然在早期时仅仅有心律失常和早搏这些表现，看似不怎么严重，但是心脏功能紊乱容易引发心脏骤停猝死，请大家务必警惕。

丹参酮还有增强心肌收缩力的作用，对心脏功能减弱以及心衰有很好的治疗作用[10]。

另外，丹参酮还能防止心肌细胞损伤，保护心肌细胞，并能促进已经损伤细胞的修复[11]。这是近年来的新发现，这对于得过心梗的人非常有帮助。因为心梗的患者，心脏局部有损伤坏死区域，丹参酮能够修复这些坏死区域的组织细胞。

丹参素

丹参素的主要作用是稀释黏稠血液，血稠是心梗、脑梗的独立危险因素。丹参素能够稀释黏稠血液，对抗血小板聚集，从而防止血栓形成[12]。这也是丹参为什么在心脑血管疾病领域，临床应用如此广泛的重要原因。我们平常去医院输液用的丹参，其主要作用就是稀释血稠。

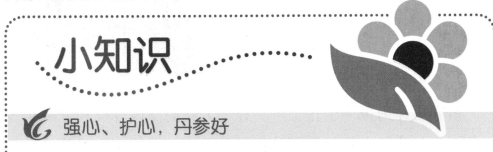

小知识

强心、护心，丹参好

人的心脏就像一台机器上的发动机一样，为全身提供源源不断的动力，心脏的核心动力就是心脏收缩力。如果心脏收缩力减弱，早期会表现为全身血液循环减慢，尤其是下肢血液回流不好，出现腿发沉或水肿等症状。心脏收缩力减弱持续发展会引起心衰，很多人出现稍微走点路，就上气不接下气，这就是心衰比较严重的表现。

前面我们讲到，丹参中的丹参酮能够增强心肌收缩力，这就是丹参的强心作用，这对于心脏病人来说意义重大。因为心脏病的治疗与康复，不仅仅要消除胸闷、心慌、心绞痛等病症，还要恢复和增强心脏的功能。

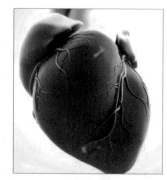

另外，前面我们还讲到，丹参酮能防止心肌细胞损伤，从而保护心肌细胞，并能促进已经损伤细胞的修复。这是丹参的护心作用，无论有没有得过心梗，都可以用丹参来调理心脏。

丹参酸

丹参酸主要作用于肝脏，它能够防止肝损伤和肝纤维化，并能促进肝细胞再生，对肝细胞具有明显的保护和修复作用[13]。

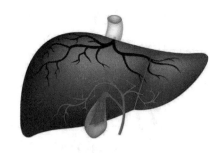

肝在人体内像一个化工厂一样，为我们身体合成和分解很多东西，它与我们人体正常新陈代谢关系密切。然而在现代社会，受不良生活方式的影响，比如熬夜、缺乏运动、高血脂、高血糖、化学药物、过量饮酒等，很多人的肝脏都受到不同程度的损害，因此，保护肝脏对我们每个人都非常重要。

肝脏损伤的核心病理是肝细胞损伤和肝纤维化[14]，无论是病毒性肝炎还是脂肪肝，它们对肝脏的损伤都是如此。丹参当中的丹参酸能够防止肝细胞损伤和肝纤维化，并能促进肝细胞再生，从而起到非常好的保肝护肝作用。

【丹参篇参考文献】

[1] 南星梅，顾健. 中药丹参现代药理研究进展 [A]. 第四届中医药现代化国际科技大会论文集 [C]. 成都, 2013.

[2] 丹参的传说 [J]. 中国中医药现代远程教育, 2016,14(7):99.

[3] 陈薇竹. 我对"一味丹参散，功同四物汤"的理解 [A]. 中华中医药学会 2008 临床中药学学术研讨会论文集 [C]. 北京, 2008:127-128.

[4] 顾军，郎娜. 气血不足 [DB/CD]. https://www.baikemy. com/disease/detail/1614.

[5] 张亮亮. 丹参功效考 [J]. 江西中医学院学报, 2012,24(2):10-14.

[6] 姜国贤，杨银盛，陈霞云，喻菁，王凡. 丹参抗衰老作用的实验研究 [J]. 中国实验方剂学杂志, 2008,14(12):82.

[7] 邹传宗. 丹参化学成分研究概况 [J]. 中国保健营养, 2012,(13):86.

[8] 郑云霞，孟萌. 中药丹参治疗冠心病的药理成分及作用分析 [J]. 中医、中药理论, 2018,199(17):190-191.

[9] 史丰奇. 丹参酮ⅡA磺酸钠注射液治疗室性早搏疗效观察（附 18 例报告）[J]. 哈尔滨医药, 2014,34(5):284.

[10] 周淑妮, 郭浩. 丹参酮 II A 对充血性心衰患者心功能改善的临床研究 [J]. 中国心血管病研究 ,2018,16(1):75-76.

[11] 陈霞, 卢圣锋, 傅淑平, 景欣悦, 倪光夏, 朱冰梅. 针刺对丹参酮 II A 治疗心肌缺血可能增效作用机制的研究进展 [J]. 中国中西医结合杂志 ,2014,34(11):1405-1408.

[12] 严常开, 刘惟莞, 敖英, 曾繁典, 朱秀华. 丹参素胶囊活血化瘀的实验研究 [J]. 中成药 ,2003,25(8):637-639.

[13] 冯玲玲, 周吉源. 丹参的研究现状与应用前景 [J]. 中国野生植物资源 ,2004,23(2):4-7.

[14] 张笑菲, 高卓维, 吕志平, 高磊. 丹参酮 II A 抑制肝纤维化作用机制的研究进展 [J]. 山东医药 ,2018,58(28):86-89.

香气浓郁的川芎

川芎是一种历史悠久的著名中药材, 最早叫芎䓖, 后来由于其主产地在四川而称之为川芎。据考证, 四川省都江堰市是川芎的原产地, 有上千年种植历史, 该地区特有的土壤、气候、生态条件和药农丰富精良的栽培经验技术, 生产出的川芎香气浓郁、疗效独特[1]。2006年, 原国家质检总局正式批准对"都江堰川芎"实施地理标志产品保护。

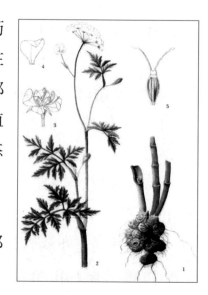

　　川芎在中药里面是一味行气活血的要药，中医治疗头痛经常用到。现代医学研究发现了川芎对于心脑血管疾病的独特作用，本篇将为大家详述。

小知识

药王识川芎

　　唐朝初年，药王孙思邈与徒弟云游到四川省的青城山。这天，师徒二人走累了，便在一片松树林内歇息，突然听到几只鹤发出连声惊叫。药王师徒一看，原来在溪水边有一只鹤，头部低垂、双脚颤抖，不断发出哀鸣，好像患了急病。过了一会儿，有几只白鹤飞来，它们用嘴叼着一些植物叶子，病鹤随即开始啄食这些叶子。

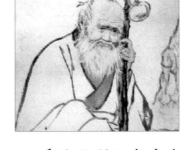

　　鹤群离开后，师徒二人发现地上落下了几片刚才白鹤吃的植物叶子，形状很像胡萝卜叶。药王若有所得，叫徒弟把叶子再捡起来保存好。

　　次日，药王师徒再次来到松林，又看见了那只生病的白鹤，只是它已完全康复了。

　　后来，药王经过多次观察，发现白鹤常在混元顶峭壁的古洞旁活动，那里长着一片绿茵茵的植物，形状和那天从白鹤嘴里掉下来的植物叶子一样，其根茎有非常浓郁的辛香之气。药王想到那只白鹤病能很快康复，与吃了这种植物有关。于是药王采集这种植物进行研究，发现它有活血行气、祛风止痛的作用。

药王还作了一首诗记叙这件事：青城天下幽，川西第一洞。仙鹤过往处，良药降苍穹。后人为了纪念药王孙思邈，把那座山叫作"药王山"，现已成为当地著名的旅游景区。

头痛不离川芎

作为一种中药，川芎性温，味辛，微苦，具有活血行气、祛风止痛的功效[2]。在古代川芎是一味治疗头痛的关键药物，根据我们能够搜集到的中医治疗头痛的方剂来看，大部分都含有川芎。而且，无论什么类型的头痛，比如风寒头痛、风热头痛、血虚头痛、血瘀头痛等，川芎都有很好的效果。因此，中医有"头痛不离川芎"的说法[3]。

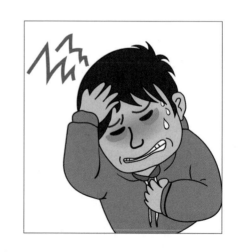

另外，川芎的浓郁辛香之气还能起到开窍醒神的作用。大家

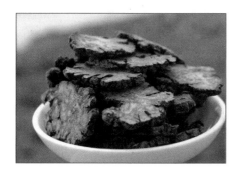

可以去药店买一些川芎中药饮片，放在广口瓶中备用。如果遇到熬夜加班出现头昏脑涨的情况，或者早上起来头昏头沉不清醒，这时闻一下川芎，就能提神醒脑使症状缓解。

小知识

川芎食疗妙方

川芎白芷炖鱼头：在全国各地的菜品中，最重养生保健的是粤菜。它不但口味清淡鲜嫩，还有很多食疗药膳，川芎白芷炖鱼头就是其中之一。具体做法是准备川芎、白芷各6~9g，将药材洗净，稍微用水泡一会儿。再将鱼头洗净去鳃，放油锅煎透后滴入一点黄酒。然后将鱼头与中药放进炖盅内，加冷开水及生姜，还可加点胡椒粉和盐等调味料，加盖隔水炖约2小时即成。

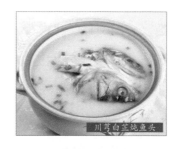

川芎白芷炖鱼头

黑豆川芎粥：准备川芎6~9g洗干净，用水煎后去掉药渣，再将黑豆、粳米、红糖放入药汤中煮成米粥即可食用。

川芎的现代药理研究

川芎是一种非常常用且效果显著的中药，前面我们介绍的祛头痛仅仅是川芎的作用之一。在现代科技的帮助下，川芎的应用越来越广泛，并且凸显出更加神奇的作用，尤其是在心脑血管疾病领域，医学上常用的速效救心丸、血栓心脉宁、川芎嗪注射液等，这些都是以川芎为主要成分的。

根据现代药理学研究，川芎中的主要功效成分是川芎嗪与阿魏酸[4]。这两种成分也分别是临床上使用的川芎嗪注射液和阿魏酸钠注射液的主要成分，也是目前用于保健食品领域的川芎提取物的主要成分。川芎嗪与阿魏酸主要作用于心脑血管疾病领域，且效果显著。

穿透血脑屏障

人体血液循环系统的主要作用，是将血液中的氧气及营养物质运送到全身，通过毛细血管壁渗透作用，最终进入细胞内。在人体大脑的毛细血管和脑细胞之间，有一种特殊的防护机制，能够防止血液中的许多物质进入大脑，这是大脑的一种保护机制，被称作血脑屏障。血脑屏障不仅能阻止很

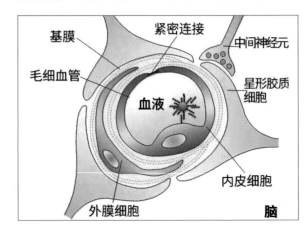

多有害物进入大脑，它还会阻止很多药物成分进入大脑。在中药当中，能够穿透血脑屏障的药物不多，仅有川芎、麝香、天麻、冰片等几种[5]。

川芎穿透血脑屏障主要是川芎嗪的作用，并且，川芎嗪不但自身能通过血脑屏障，在组方用药时，它还能促进其他药物成分通过，从而增强其他药物的效果。

稀释黏稠血液

这是川芎的主要作用之一，血液黏稠是心脑血管疾病的独立危险因素，川芎中的川芎嗪和阿魏酸都具有抗血小板聚集、稀释黏稠血液的作用[6]，对于因血栓形成造成的心梗、脑梗，有很好的预防作用。

保护心肌和脑组织

在心脑血管临床上，有一个专业术语叫再灌注损伤。当心梗、脑梗的病人抢救过来后，原先堵塞的一些血管会很快疏

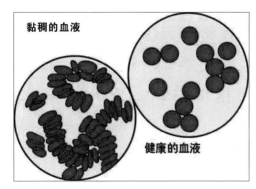

通，血液供应逐渐恢复。在此过程中心肌和大脑的细胞，会因为血液恢复而加重损伤，因此称作再灌注损伤。对于再灌注损伤，川芎嗪的保护作用明显。在临床上，心梗或者脑梗患者经常会静脉点滴川芎嗪注射液，其目的除了稀释血稠外，就是要保护心肌和脑组织[7]。

【川芎篇参考文献】

[1] 刘圆, 贾敏如. 川芎品种、产地的历史考证 [J]. 中药材,2001, 24(5):364-367.

[2] 张翠英, 章洪, 戚琼华. 川芎的有效成分及药理研究进展 [J]. 辽宁中医杂志,2014,41(10):2264-2266.

[3] 黄检平, 赵淑珍. 川芎在治疗头痛中成药中的组方应用分析 [J]. 当代医学,2018,24(07):93-95.

[4] 罗仁书, 何治勇. 川芎有效成分药理作用的研究进展 [J]. 中国医院用药评价与分析,2018,18(9):1294-1296.

[5] 卢薇, 黄玉芳. 中药对血脑屏障作用的实验研究进展 [J]. 中西医结合心脑血管病杂志,2005,3(1):60-61.

[6] 罗仁书, 何治勇. 川芎有效成分药理作用的研究进展 [J]. 中国医院用药评价与分析,2018,18(9):1294-1296.

[7] 李勤, 李秉芝, 刘宏. 川芎嗪注射液的药理作用和临床应用 [J]. 医学综述,2009,15(9):1402-1405.

微型宝库银杏叶

银杏是一种非常古老的植物, 最早出现于 3.45 亿年前。50 万年前, 第四纪冰川运动导致地球突然变冷, 银杏在欧洲、北美和亚洲绝大部分地区灭绝, 只有中国自然条件适宜, 才奇迹般地保

存下来，成为我
国的特有树种，
被科学家称为
"活化石"[1]。

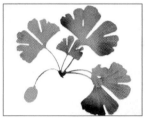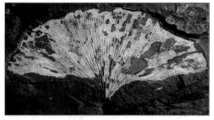

银杏树生长较慢，寿命极长，自然条件下从栽种到结银杏果要 20 多年，40 年后才能大量结果，因此又有人把它称作"公孙树"，有"公种而孙得食"的含义，是树中的老寿星，具有很高的观赏价值、生态价值、经济价值和药用价值等[2]。

小知识

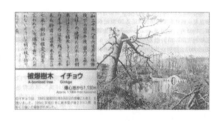

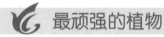 最顽强的植物

经常听到一些人介绍银杏叶的时候，都会讲到一个故事。据说在二战中，日本的广岛被投下一颗原子弹，在原子弹爆炸所波及的区域，所有的植物都死亡了，唯独有一棵银杏树活了下来。这个故事是否真实呢？

我们查阅了大量的资料，在一本《中国银杏志》上找到了答案，这个故事是真实的。当时这棵银杏树的位置，在距离广岛原子弹爆炸中心 1km 左右的中式园林缩景园内。爆炸过后所有的植物都被烧焦了，但是第二年春天，这棵银杏树从根部发出了新芽，这充分显示了银杏树顽强的生命力。

银杏树的果实俗称白果，有止咳平喘的作用[3]，因此银杏又名白果树。银杏树最具价值的部分是它的叶子，即银杏叶。本篇将重点为大家介绍一下，银杏叶在心脑血管健康等方面的作用。

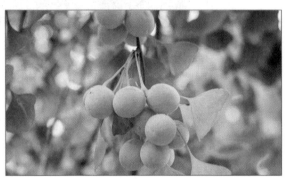
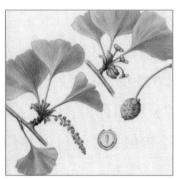

从日本到欧洲

前面我们介绍过，银杏是我国的特有树种。在唐代时，银杏树经日本的遣唐使及僧人传到日本国。18 世纪时，欧洲人从日本引进银杏树[4]。在随后的 200 年间，欧洲人逐渐对银杏树进行了大量的研究，尤其在对银杏叶的研究方面取得了显著的成果。

1965 年德国 Dr.willmar Sehwabe 药厂的科研人员首先发现银杏叶中含有降低胆固醇的成分，并推出第一个银杏叶提取物产品 Tebonin[5]。从那时起，银杏叶的药理及应用研究越来越广泛，银杏叶提取而成的制剂也越来越多。在 2000 年版美国药典中，银杏叶被收录进去，这在以往是少见的。随后，银杏叶几乎被所有的西方国家收录入药典。目前，银杏叶制剂已经成为全世界最流行的植物药之一。

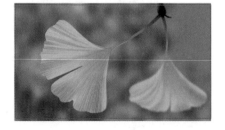

小知识

银杏叶泡水不靠谱

每到秋天银杏叶落下的时候，经常看到有一些老人收集它，说是用银杏叶泡水喝，可以降血脂、降血压，对心脏有好处，其实，这是很大的误区。许多权威媒体曾经多次讲过这一问题，银杏叶中有用的活性成分水溶性比较差，而有毒物质的水溶性却相对较高。所以，如果直接用银杏叶泡茶喝，不但没有什么好处，反而有害健康，请大家警惕。

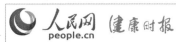

银杏叶的现代药理研究

根据现代药理学长期的研究结论，银杏叶是一座微型的宝库，可提取 160 多种有效的药用成分。其中有 35 种黄酮类物质[6]，还有 17 种氨基酸和许多种微量元素[7]。在这些药用成分中，起主要作用的是银杏黄酮、银杏萜内酯和银杏多糖[8]。

银杏黄酮

1.调节脂代谢和软化血管

胆固醇代谢主要在人体肝脏进行，胆固醇代谢紊乱是导致动脉粥样硬化的核心病理过程[9]。银杏黄酮能够调节肝脏对胆固醇的代谢机制，即调节胆固醇的合成与分解，从而起到调节胆固醇紊乱的作用，这样能有效预防动脉粥样硬化的形成[10]。不仅如此，有大量实验研究显示，银杏黄酮具有软化血管的作用[11]。

2. 改善微血管的血液循环

银杏黄酮可以通过释放血管内皮松弛因子而松弛血管[12]，在改善微血管的血液循环方面有重要价值[13]。

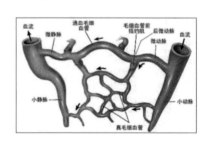

银杏黄酮的改善微循环作用，一方面应用于糖尿病并发症，如坏疽、失明这样的糖尿病并发症都和微循环障碍有关系，银杏黄酮可作为辅助治疗药物，预防糖尿病并发症[14]。另一方面，银杏黄酮改善大脑微循环的作用独特，可用于因大脑供血不足导致的老年痴呆症[15]。

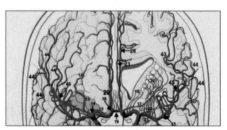

3. 抑制肝纤维化

银杏黄酮可通过其抗氧化作用抑制和逆转肝纤维化形成[16]。

银杏萜内酯

是天然的血小板抑制剂，可预防由于血小板异常聚集引起的血稠，防止血栓形成[17]。

银杏多糖

银杏多糖能够促进身体 T 淋巴细胞和 B 淋巴细胞增殖，从而提高免疫功能，在对抗癌症和肿瘤方面作用明显[18]。另外，银杏

《人民网 — 健康时报》2000 年 4 月 13 日版：

　　由巴西圣保罗联邦大学教授、著名神经科专家桑托斯博士率领的科研小组，通过长期的研究发现，银杏具有改善大脑微循环的功能，在延缓老年人大脑衰老方面作用明显。该科研小组在实验中挑选了 48 名年龄在 60~70 岁之间的阿尔茨海默病患者，分成两个小组，第一组每天服用 80mg 经提炼的银杏汁，另一组则服用安慰剂。6 个月后，科研人员发现服用安慰剂的患者老年痴呆病情越发严重，而服用银杏汁的患者在记忆力、注意力和完成复杂动作等方面的能力都得到明显提高（病情逆转）。

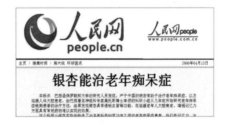

多糖还可以在放疗期间提高肿瘤细胞的放射敏感性，强化了射线对肿瘤细胞的杀灭作用[19]。

【银杏叶篇参考文献】

[1][2] 天涯 425 海角 321. 银杏实用价值的研究进展 [DB/OL]. https://wenku.baidu.com/view/53c19b42b307e87101f696e2.html?from=search,2012-08-29/2019-03-19.

[3] 李兆龙，胡季强，卢耀明 . 银杏叶的开发利用 [M]. 上海：上海科学技术文献出版社 ,1996:4.

[4] 银杏叶精口服液.银杏在国外的传播 [DB/OL].https://wenku.baidu.com/view/cc44fc870242a8956bece4ed.html?from=search,2015-04-28/2019-03-19.

[5] 陈西娟,王成章,叶建中.银杏叶化学成分及其应用研究进展 [J].生物质化学工程,2008,42(4):57-62.

[6] 田季雨,刘澎涛,李斌.银杏叶提取物化学成分及药理活性研究进展 [J].国外医学中医中药分册,2004,26(3):142-145.

[7] 陈西娟,王成章,叶建中.银杏叶化学成分及其应用研究进展 [J].生物质化学工程,2008,42(4):57-62.

[8] 王雁,杨义芳.银杏叶的药理作用及其机制的研究进展 [J].中国现代应用药学杂志,2001,18(1):1-4.

[9] 丁玄宙,童坦君.1985 年诺贝尔生理学或医学奖——胆固醇新陈代谢的规律及临床价值 [J].生理科学进展,1986,17(1):82-83.

[10] 刘宗敏,张慧,戴梓茹,姜瑞清.银杏黄酮的生理作用研究现状及发展前景 [J].湖南林业科技,2006,33(6):75-77.

[11] 柳闵生,熊国华,张康华,帅敏,刘虹.银杏叶、竹叶化学成分的分析与资源的开发 [J].九江师专学报,2000,107(6):14-20.

[12] 陈西娟,王成章,叶建中.银杏叶化学成分及其应用研究进展 [J].生物质化学工程,2008,42(4):57-62.

[13] 耿敬章.银杏中营养成分和功能因子的研究进展 [J].氨基酸和生物资源,2011,33(1):63-66.

[14] 李雪珍.银杏达莫治疗糖尿病外周血管病变临床观察 [J].

中医临床研究 ,2010,2(24):76-76.

[15] 新苓 . 银杏食品走俏市场 [J]. 湖南农业 ,2002(16):21.

[16] 陈西娟，王成章，叶建中 . 银杏叶化学成分及其应用研究进展 [J]. 生物质化学工程 ,2008,42(4):57-62.

[17] 明亮，张艳，张三军，江琴 . 银杏叶提取物对血小板黏附及血栓形成的影响 [J]. 中国临床药理学与治疗学 ,2000,5(3):221-223.

[18] 仰榴青，徐佐旗，吴向阳，刘倩，陈钧，刘洁 . 银杏多糖的研究进展 [J]. 食品科学 ,2004,25(11):372-375.

[19] 余建国 . 银杏叶多糖对雏鸡肿瘤坏死因子 α 和 γ 干扰素产生的影响 [J]. 中国预防兽医学报 ,2006,28(5):596-598.

养生臻品 瑞草灵芝

灵芝是一种名贵中药，我国最早的药学专著《神农本草经》中称灵芝为"上上之药，方中妙品"。自古以来，灵芝一直被人们视为延年益寿的养生珍品，具有非常高的养生保健价值。

传统中医理论认为，灵芝具有补气安神、止咳平喘、扶正固本的作用[1]。且灵芝药性平和，可补心、

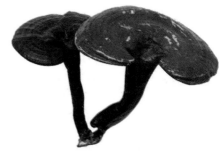

肝、脾、肺、肾五脏虚弱，应用范围广泛，被称作"万药之灵"[2]。

现代医药学研究证实，灵芝能调整机体生理功能，提高免疫力，预防癌症和肿瘤[3]，并能改善睡眠、止咳平喘[4]、保护肝脏、延缓衰老[5]等。另外，对于心脑血管疾病，灵芝也有很好的作用，它能预防动脉粥样硬化斑块形成、改善血液黏稠、调节血压、提高心脏缺氧耐受力等[6]。

本篇将为大家详细介绍一下灵芝的相关知识，帮助我们走近神奇的瑞草灵芝，真正了解它对我们养生保健能够起到哪些作用。

古人对灵芝情有独钟

"灵芝"一词，最早见于东汉张衡《西京赋》："浸石菌于重涯，濯灵芝以朱柯。"但早在远古神话和先秦典籍中，就有许多关于灵芝的记载。《山海经》中说，炎帝小女名"瑶姬"，刚到出嫁之年，即"未行而卒"。她的精魂飘荡到"姑瑶之山"，"化为瑶草"，这里的瑶草就是灵芝。为什么古人对灵芝如此情有独钟呢？其主要原因是灵芝的养生保健价值。灵芝是中医药宝库中的奇药，古代医疗水平有限，而灵芝对人体健康有神奇功效。人们对健康的渴望，使灵芝逐渐成为人们心目中的"仙草"，进而演变为吉祥的化身。

自然界的灵芝非常稀少，只有宫廷帝王和达官贵人才有机会使用，因此，老百姓对灵芝的态度近乎崇拜。在很多传说中，服用灵芝，有起死回生、长生不老的作用。《白蛇传》里有一段故

小知识

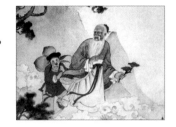

独特的中国灵芝文化

灵芝虽然是自然生长的一类真菌生物，却在中国历史上形成了独特的灵芝文化。

古代的人们认为，灵芝是吉祥灵瑞之物，因此灵芝也被称作"瑞草"。北宋著名词人秦观说："草之有芝，犹鸟之有凤，兽之有麟，从古相传，以为瑞物。"这段话的意思是，百草当中的灵芝，就像鸟中的凤凰、兽中的麒麟一样珍贵，并且，也像凤凰、麒麟一样预示着吉祥[7]。

正是因为灵芝"吉祥"的寓意，人们将灵芝文化融入建筑装饰、绘画艺术等诸多领域。古代的亭宇楼阁、栋梁画柱、房檐屋脊上，很多都有灵芝图案[8]。中国传统的工笔画中的云图、神像壁画等，也多用灵芝图形。还有古代的丝织衣物、瓷器、玉器、窗花剪纸上也多见灵芝形象[9]。还有古人常用的随身挂件，如玉佩、长命锁等，一般也采用灵芝的纹理来装饰，起到护身符的作用。

直到现代社会，灵芝文化依然根深蒂固，2008年中国奥运祥云图案就是由灵芝变化而来的，天安门的华表上除了龙之外，也雕满了灵芝形的祥云。

事讲到白娘子盗仙草救许仙，这里面的仙草就是灵芝。传说药王孙思邈从 35 岁开始服用灵芝，寿命达到 101 岁。

武则天容颜不老之谜

中国历史上唯一的女皇武则天，长寿且美丽。《新唐书》说武则天"虽春秋高，善自涂泽，左右不悟其衰"。

据典籍记载，武则天的养生滋颜秘方是由唐代著名养生大师、六朝御医叶法善提供的。

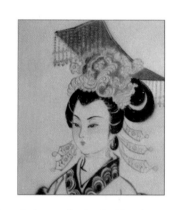

当时，唐高宗曾下令广召天下方术之士，准备合炼"神丹"，以求长生不老。叶法善深知金丹含有毒素，对身体无益，于是竭力劝谏，主张以灵芝等天然药物养生延寿。唐高宗接受了他的意见，并命他负责此事。在其后的 50 年间，历任皇帝如唐高宗、武则天、唐中宗、唐睿宗，都深信叶法善的养生之法。开元八年（720 年），叶法善在长安景龙观辞世，享年 104 岁。

叶法善献给武则天的养生滋颜秘方，就是以灵芝为主，武则天服用该方达 50 年之久。

灵芝的现代药理研究

灵芝是中医药中的瑰宝，在防治疾病、养生保健方面有非常神奇的作用。根据现代医学研究，灵芝之所以有神奇的作用，主要是因为它的三大药理成分。

灵芝多糖

灵芝多糖的主要作用是提高免疫力、抗肿瘤，对经常感冒发烧、体弱多病的人非常适用；而抗肿瘤的作用是指，灵芝多糖能激活身体免疫系统的 NK 细胞，杀灭潜在的肿瘤细胞，从而起到预防肿瘤的作用，这对于有肿瘤家族病史的人群有更大的意义[10]。

灵芝多糖在改善睡眠方面的作用也很重要，它能够调节大脑中枢神经系统，促进睡眠调节因子的分泌，增加深度睡眠的时间[11]。因此服用灵芝，对于各种原因引起的睡眠障碍作用明显，尤其是长期服用镇静催眠药的人群，特别适合用灵芝来调理，这也正是中医所讲的灵芝的安神功效。

小知识

什么是 NK 细胞

人体内有一种细胞叫自然杀伤细胞，英文为 natural killer cell，简称 NK 细胞。NK 细胞是人体免疫系统的重要组成部分，它的主要作用是识别并杀灭身体已经出现变异的细胞（肿瘤细胞），且对于人体的正常细胞没有影响，这对于预防肿瘤和癌症来说非常重要。

许多临床资料表明，胃、乳腺、卵巢、肺癌及白血病等患者 NK 细胞功能低下，这进一步证实 NK 细胞对预防癌症和肿瘤的价值。

灵芝多糖对呼吸系统疾病有显著作用，它能改善支气管和肺泡慢性炎症，并降低其敏感度，对于慢性支气管炎、哮喘等病症有很大帮助，古人观察到灵芝的止咳平喘作用，主要原理就在此[12]。

灵芝多糖对心脑血管疾病也有很高价值，其作用主要表现在灵芝多糖的抗氧化作用，能够阻止脂质过氧化，保护血管内皮细胞[13]，从而预防动脉粥样硬化斑块的形成[14]。

灵芝多糖还有延缓衰老的作用，这也和灵芝的抗氧化作用有关，灵芝多糖能够抗氧化、增强机体自由基的清除能力，从而阻止自由基对机体的损伤，达到延缓衰老的作用[15]。

另外，灵芝多糖还有保护肝脏的作用，能够对抗肝脏长期慢性炎症，这与灵芝多糖的抗氧化作用有关，尤其是针对化学药物引起的肝损伤，并伴有转氨酶升高的情况，可以使用灵芝来调理[16]。

灵芝三萜

灵芝三萜是灵芝中特有的一类成分，有苦味，能抑制癌细胞生长，并提高癌细胞对化疗药物敏感性。并且，灵芝三萜还能够增强机体抗氧化、清除自由基的能力，从而起到保护组织细胞、延缓衰老的作用[17]。

灵芝三萜对心脑血管疾病的作用表现在，它对血管紧张素转换酶有抑制作用，将灵芝与降压药合用可以起到协同作用，对顽固性高血压有很好的疗效[18]。

灵芝腺苷

灵芝中含有的腺苷对心脑血管疾病作用主要表现在，灵芝腺苷能有效调节血液黏稠度，抑制体内血小板聚集，从而预防血栓形成。灵芝腺苷还能提高血红蛋白的含量，增加血液供氧能力，提高在缺氧状态下心脏的耐受力，这对于心肌缺血的病人来说有重要意义[19]。

此外，灵芝腺苷还有保护肝脏的作用，尤其对于酒精性肝损伤有明显的保护作用，这对于长期饮酒的人来说，有重要的养生保健价值[20]。

【灵芝篇参考文献】

[1] 廖逸茹，江南，罗霞.灵芝在呼吸道疾病中的运用及研究进展 [J]. 四川中医 ,2019,37(3):215-218.

[2] 灵芝与健康 [J]. 福建农业 ,1994,(6):20.

[3] 李抒诗，于丽薇.灵芝中的化学成分及其药物作用和保健价值 [J]. 中国医药指南 ,2009,7(4):108-109.

[4] 彭扬芝，苏悦，卢光亮，江泳.灵芝主要功效现代研究进展 [J]. 亚太传统医药 ,2016,12(18):71.

[5][6] 苏保洲.灵芝的现代临床应用探索 [J]. 现代中西医结合杂志 ,2019,28(5):567-570.

[7] 温鲁.灵芝的历史文化与现代研究 [J]. 时珍国医国药 ,2005, 16(8):777-779.

[8] 卯晓岚."中国灵芝文化"题要 [J]. 中国食用菌 ,1999,18(4):3-5.

[9] 温鲁.灵芝的历史文化与现代研究 [J]. 时珍国医国药 ,2005,

16(8):777−779.

[10] 李钦艳, 陈逸湘, 钟莹莹. 灵芝主要活性成分及其功能的研究进展（综述）[J]. 食用药菌,2015,23(2):86−91.

[11] 江海涛, 任源浩, 虞蔚岩, 周泉澄, 崔伟. 灵芝提取物在睡眠改善中的功能性研究 [J]. 时珍国医国药,2008,19(9):2231−2232.

[12] 廖逸茹, 江南, 罗霞. 灵芝在呼吸道疾病中的运用及研究进展 [J]. 四川中医,2019,37(3):215−218.

[13] 李抒诗, 于丽薇. 灵芝中的化学成分及其药物作用和保健价值 [J]. 中国医药指南,2009,7(4):108−109.

[14] 戚爱华, 孙艳霞, 李威, 车晓蕾, 连丰. 灵芝的药用价值 [J]. 农村经济与科技,2018,29(10):141−142.

[15] 王朝川. 灵芝成分及功能的研究现状 [J]. 中国果菜,2018,38(8):45−47,53.

[16] 李钦艳, 陈逸湘, 钟莹莹. 灵芝主要活性成分及其功能的研究进展（综述）[J]. 食用药菌,2015,23(2):86−91.

[17] 苏保洲. 灵芝的现代临床应用探索 [J]. 现代中西医结合杂志,2019,28(5):567−570.

[18] 苏保洲. 灵芝的现代临床应用探索 [J]. 现代中西医结合杂志,2019,28(5):567−570.

[19] 李抒诗, 于丽薇. 灵芝中的化学成分及其药物作用和保健价值 [J]. 中国医药指南,2009,7(4):108−109.

[20] 马丙钧. 灵芝酸 A 对急性酒精性肝损伤小鼠的保护作用及机制研究 [D]. 郑州：郑州大学,2019.

·第八章

纳豆与心脑血管健康

　　纳豆虽然起源于中国，但是却流行于日本，是日本的一种传统食品。近年来，借助现代科学技术，人们逐渐认识到纳豆的营养价值以及在养生保健方面的作用。纳豆的主要作用表现在心脑血管健康方面，此外，纳豆还具有抗氧化、抗菌、促进骨骼钙沉积等作用。

　　随着科学技术的发展，通过不断改进纳豆的发酵技术和提纯技术，纳豆的保健应用越来越广，已经成为风靡全球的一种保健食品。

大豆与豆豉

大豆也就是我们常说的黄豆，根据司马迁《史记》记载，在轩辕黄帝时就有大豆种植，因此它至少有五千年以上的种植历史。过去几千年里，中国长期处于农业社会，饮食以素食

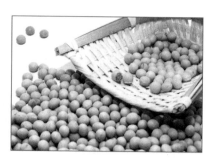

为主，我们人体所需的三大营养物质（糖类、脂类、蛋白质类）中，蛋白质的摄入主要依靠大豆。

豆豉是我国传统的大豆发酵制品，在我国已有两千多年的食

小知识

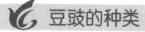 豆豉的种类

豆豉是一种发酵制品，根据发酵的主要微生物不同，大致可分为米曲霉型豆豉、毛霉型豆豉和细菌型豆豉。北京、湖南地区食用的豆豉都是米曲霉型豆豉，重庆永川地区特产的豆豉属于毛霉型豆豉，细菌型豆豉在我国的四川、贵州、山东等地的部分农村和城市都有食用，而细菌型豆豉中最具代表的是日本的拉丝纳豆。

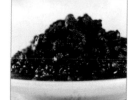

用历史了。根据发酵时使用食盐与否，可将豆豉分为咸、淡两种。淡豆豉是一种中药，具有解表、除烦、宣郁、解毒的功效[1]。咸豆豉主要用作调味品，宋代陆游的"梅青巧配吴盐白，笋美偏宜蜀豉香"的名句，表明了当时四川已成为豆豉的名产地。

日本食用纳豆的历史

日本的纳豆起源于中国，在日本学者藤原明衡的著作《新猿乐记》中，把纳豆称作唐纳豆，"唐"字就是来自中国唐朝的意思。我国唐朝文化对日本影响很大。当时许多引进自唐朝的东西，日本人都在前面加上唐字[2]，比如唐扬鸡块、唐辛子（辣椒）、唐纸等。

纳豆传入日本和鉴真和尚东渡有关，唐朝天宝十三年（754年），高僧鉴真东渡日本时，带去了细菌型豆豉的制作技术。因为纳豆最初在寺庙的厨房中制作，而日本寺庙的厨房又被称作纳所，因此这种细菌型豆豉被命名为纳豆[3]。

纳豆是一种发酵制品，将煮熟的大豆冷却到一定温度后，接种纳豆芽孢杆菌，经过发酵制成纳豆。新鲜的纳豆色泽金黄，口感酥软，用筷子挑起时有长长的拉丝样物质，配以适宜佐料则成为可口的美食。

科学研究发现，日本人长寿和他们日常膳食中的发酵食品有关，如味噌汤、泡菜、纳豆等。其中，纳豆是日本消费量最大的发酵食品，因此它被认为是日本人长寿的"秘方"[4]。

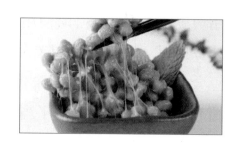

纳豆的现代医学研究

在日本，纳豆一直是作为一种传统食品来食用的。人们对纳豆的现代研究开始于20世纪初，1934年，北海道大学农学部半询教授，首次成功地分离出纯种纳豆芽孢杆菌[5]。1987年，日本宫崎医科大学须见洋行教授通过长期的研究，首次发现了纳豆激酶[6]，成为纳豆科研领域的一个里程碑。

从90年代开始，尤其是1996年日本发生的O-157大肠杆菌中毒事件，引发了纳豆现代研究的热潮。

现代医学研究表明，纳豆中含有多种对人体有益成分，如纳豆激酶（nattokinase，NK）、纳豆菌、苷元型异黄酮、多种氨基酸、多种纤维素、多种不饱和脂肪酸、卵磷脂、皂苷素、吡啶二羧酸、维生素 B_2（核黄素）、维生素 B_3、维生素 K_2、维生素 E、超氧化物歧化酶（SOD）、亚麻酸、亚油酸等。

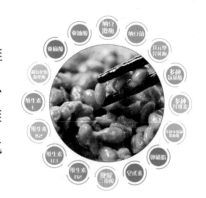

小知识

O-157事件引发纳豆热潮

1996年，在日本发生了世界上最大的一起，由O-157大肠杆菌引起的食物中毒事件。此次中毒事件从冈山、广岛等县的几十所中学和幼儿园开始，波及许多府县，导致19人死亡。在这次事件当中，流行病学调查意外发现，经常食用纳豆的人，没有感染或很少感染O-157大肠杆菌。

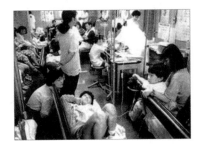

"纳豆能够抑制O-157大肠杆菌"，当这一发现被媒体广泛报道后，引发了人们食用纳豆的热潮，也推动了纳豆现代科研的进展。

纳豆对心脑血管健康的作用

现代研究发现，纳豆在心脑血管的养生保健方面有重要意义，主要表现在溶解微小血栓、稀释血稠、调节血脂、调节血压等方面[7]。

溶解微小血栓

前面我们提到过，1987年，日本宫崎医科大学须见洋行教授

小知识

须见洋行博士的溶栓实验

1980年，日本的须见洋行博士，在美国芝加哥做溶栓研究时，他突发奇想：纳豆能否起到溶栓作用？

为什么会这样推测呢？因为当时的医学研究已经证实，人体内血栓的形成，是由血液中纤维蛋白与血细胞粘在一起导致的，溶解血栓最大的困难就是纤维蛋白。而当时纳豆的研究也已经证实，在纳豆的发酵过程中，纳豆芽孢杆菌能够将大豆中的纤维蛋白溶解。

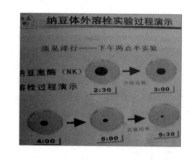

据此，须见洋行博士推测，纳豆应该能够在溶解血栓方面发挥作用。一天下午，须见洋行博士将一个人造血栓，放在玻璃皿中，然后加入经过提纯的纳豆，当时时间正好是下午两点半。原计划是第二天再观察溶栓效果，但是到了五点半时，须见洋行博士出于习惯去查看了一下，他惊奇地发现血栓已经有明显的变化。须见洋行博士据此推断，纳豆中含有高效的溶栓物质。

经过长期的研究，到了1987年，须见洋行博士最终发现了纳豆激酶。

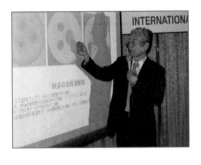

通过长期的研究,首次发现了纳豆激酶,而纳豆激酶的主要作用就是体现在溶解血栓方面[8]。

现代研究进一步发现,纳豆激酶的溶栓作用主要表现在,它能溶解微小血栓,从而预防血栓形成。

正常生理情况下,人体血液循环始终处于凝血和溶栓的动态平衡中。也就是说,人体内时刻都在形成许多微小血栓,这些微小血栓是由纤维蛋白黏附血细胞产生的。同时,人体也在随时产生分解纤维蛋白的物质,从而溶解这些微小血栓。随着年龄的增加,人体溶解微小血栓的能力下降,这些微小血栓聚集,就会形成大血栓堵塞血管,这就是老年人容易出现心血管疾病的原因。

纳豆激酶能够增强人体血液中的溶栓作用(溶解微小血栓),防止血栓形成,从而有效预防心梗和脑梗。

稀释血稠

这也是纳豆激酶的作用,前面我们多次提到过,血稠是心脑血管疾病的独立危险因素,因此稀释血稠非常重要。大量研究已经证实,纳豆激酶能够抗血小板聚集[9],从而起到稀释血稠的作用。

调节血压

研究证实,纳豆激酶能够抑制血管紧张素转化酶,从而起到调节血压的作用[10]。

调节血脂

经常关注养生保健的人，对纳豆当中的异黄酮、卵磷脂、不饱和脂肪酸这些成分应该不陌生，对于心脑血管来说，它们都是天然的"血管清道夫"，能够清理血液油脂垃圾，调节血脂[11]。

纳豆的其他养生保健作用

作为一种天然食品，纳豆不仅对心脑血管健康有帮助，还具有抗氧化、预防骨质疏松症、防癌作用、抗菌作用等[12]。目前，纳豆已经风靡全球，被称为"超级健康食品"。

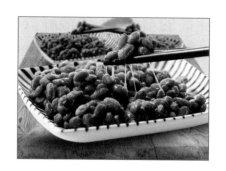

抗氧化作用

纳豆中含有丰富的苷元型异黄酮、卵磷脂、超氧化物歧化酶（SOD）、不饱和脂肪酸、维生素 E 等抗氧化成分，能够清除自由基，达到延缓衰老的功效[13]。

天然的异黄酮主要有两种存在形式，苷元型和糖苷型，苷元型异黄酮的生物活性要显著大于糖苷型异黄酮。大豆中含有丰富的异黄酮，但主要以糖苷的形式存在，生物活性较低。纳豆芽孢杆菌在发酵大豆的过程中，将糖苷型异黄酮转化为大量苷元型异黄酮，其生物活性得到显著提高 [14]。

抗菌作用

纳豆菌在发酵过程中能够产生多种抗菌组分，包括抗菌肽、多粘菌素、吡啶二羟酸等，可以抑制沙门氏菌、伤寒菌、痢疾菌群，还可以清除葡萄球菌肠毒素 [15]。

前面我们提到的，纳豆能抗 O-157 大肠杆菌的事件，也是纳豆抗菌作用的特殊体现。此外，纳豆对海产品中的常见致病菌也具有明显的抵抗作用，这解释了为何日本居民常吃海产品，但是食物中毒率明显低于其他国家 [16]。

领钙入骨，促进骨骼钙沉积

自然界中的维生素 K 有两种，其一为维生素 K_1，主要由植物合成，其二为维生素 K_2，主要由微生物代谢产生，纳豆芽孢杆菌发酵法是目前医药工业生产维生素 K_2 的最常用方法。大豆不含维生素 K_2，但经过纳豆菌发酵后，每 100g 纳豆中的维生素 K_2 含量可达 850～1700μg，是其他发酵食品的 100 倍 [17]。

维生素 K_2 已经被证实，在由于年龄增长造成的骨质疏松方面，能够起到积极的预防作用 [18]。其作用机理为维生素 K_2 可促进钙在骨骼上的沉积 [19]，我们称之为领钙入骨，这也是我们补钙的最终目的。

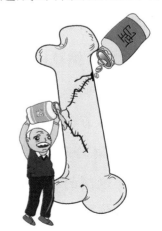

日本有关流行病学调查发现，消费纳豆高的地区，骨折发生率显著降低。在检测人体血液中维生素 K_2 含量时发现，食

用纳豆的地区比不食用的地区高 15 倍，说明纳豆对防治骨折有相当大的价值[20]。

防癌作用

纳豆中含有多种防癌物质，如酚类、黄酮类等，在预防癌症和肿瘤方面有显著的保健作用。据调查，在美国乳腺癌的发生率是日本的 15 倍，前列腺癌的发生率是日本的 4 倍，其主要原因和日本人常吃纳豆有关[21]。

补充核黄素

纳豆中含丰富的维生素 B_2，即核黄素。核黄素是一种重要的营养素，若缺乏会引起多种病变，如唇炎、口角炎、眼睑炎、脂溢性皮炎等。与大豆相比，发酵后的纳豆其核黄素比大豆中含量提高了 6 倍以上[22]。

补充氨基酸

蛋白质是大分子物质，不能被人体吸收，必须分解成肽和氨基酸后才能在小肠吸收。大豆发酵为纳豆后，有 50%~60% 的大豆蛋白质会转化为肽和氨基酸，因此，纳豆能够更好地补充人体所需的多种氨基酸[23]。

此外，纳豆还有调理肠道功能、美容护肤、减肥等保健功能[24]。

【本节参考文献】

[1] 江玲玲，马丹宁，胡波，王哲，包辉，王延年.中药淡豆豉发酵炮制的研究进展 [A].第 21 届全国中药炮制学术年会暨中药饮片创新发展论坛及协同创新联盟会议讲义 [C],2014.

[2][3] 高瑞萍，刘辉，刘嘉，赵国华.纳豆的研究进展 [J].食品与发酵科技 ,2011,47(1):23-26.

[4] 南芝润，任磊，任莹，樊丽生，栗利元，田怀泽.纳豆及其产物的研究与应用 [J].山西农业科学 ,2017,45(10):1721-1724,1736.

[5] 容艳筠，邓毛程.纳豆芽孢杆菌在食品中的研究现状和应用进展 [J].技术与市场 ,2017,24(7):146-147.

[6] 代增英，冯建岭，李迎秋，张伟娜，于慧慧，高克栋.纳豆及纳豆激酶的研究进展 [J].山东食品发酵 ,2013(168):46-50.

[7] 李丹.纳豆及纳豆激酶在心脑血管疾病治疗中的应用 [J].吉林医学 ,2012,33(34):7537-7539.

[8] 江晓，董明盛.纳豆、纳豆激酶与人体保健 [J].中国酿造 ,2001(4):1-3.

[9] 毛娜娜，谢梅林，顾振纶.纳豆激酶抗血小板聚集的作用机制 [J].科技论坛 ,2014(26):50-51.

[10] 彭亮，覃光球.纳豆的特异性保健功效因子研究进展 [J].中国食物与营养 ,2013,19(10):65-69.

[11]-[13] 刘振杰，郭伟鹏，张菊梅，吴清平，林秀华.纳豆的保健功效及开发应用 [J].热带农业工程 ,2010,34(3):25-29.

[14]-[17] 彭亮，覃光球.纳豆的特异性保健功效因子研究进展 [J].中国食物与营养 ,2013,19(10):65-69.

[18] 刘振杰，郭伟鹏，张菊梅，吴清平，林秀华.纳豆的保健功效及开发应用 [J].热带农业工程 ,2010,34(3):25-29.

[19] 夏玉，殷光玲.维生素 K2 防治骨质疏松症的研究进展 [J].

生物技术世界,2016(3):184-185.

[20][21] 刘振杰，郭伟鹏，张菊梅，吴清平，林秀华.纳豆的保健功效及开发应用 [J].热带农业工程,2010,34(3):25-29.

[22]~[24] 代增英，冯建岭，李迎秋，张伟娜，于慧慧，高克栋.纳豆及纳豆激酶的研究进展 [J].山东食品发酵,2013(168):46-50.

《家庭急救与心脑健康》全书参考文献

1.闫树旭，周合冰，赵冬.心、脑血管疾病 [M].北京：中国科学技术出版社,2017.

2.赵艳玲，陶红亮.争分夺秒——家庭急救指南 [M].北京：化学工业出版社,2013.

3.陈敏生.生命救助手册 [M].广州：广东科技出版社,2008.

4.樱井静香，下仓淳介，中村正行，高桥夏树.家庭急救自助书 [M].南宁：广西科学技术出版社,2009.

5.哥肯·佛克.家庭急救 120 快翻手册 [M].上海：世界图书出版社,2011.

6.贾大成.120 医生教您学急救 [M].北京：人民卫生出版社,2015.

7.《中国成人血脂异常防治指南》修订联合委员会.中国成人血脂异常防治指南 [M].北京：人民卫生出版社,2016.

8.王成钢.关键时刻命该怎么救 [M].江苏：江苏凤凰文艺出版社,2016.

9.贾大成.救护车到来之前你能够做什么 [M].江苏：江苏凤凰文艺出版社,2016.